Michèle Boisvert

Guide actuel

des PRODUITS naturels

Homéopathie
Phytothérapie
Aromathérapie
Oligo-éléments

D0543718

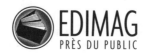

PRÈS DU PUBLIC

Ce livre a été originellement publié par Édimag inc., en 1991, sous le titre:
La santé, c'est votre affaire

Du même auteur :

Healthy... Naturally – A guide to Homeopathy
© Homeocan inc., 1993

Libérez-vous de vos allergies, © Édimag inc., 1993

Comment se soulager de l'arthrose, © Édimag inc., 1993

Retrouvez votre forme grâce aux Oligo-Éléments, © Édimag inc., 1993

Comment se soulager des maux de tête et des migraines,
© Édimag inc., 1994

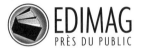

C. P. 325, Succursale Rosemont
Montréal (Québec), Canada H1X 3B8
Téléphone: (514) 522-2244
Courrier électronique: pnadeau@edimag. com
Internet: www.edimag.com

Éditeur: Pierre Nadeau

Dépôt légal: premier trimestre 2006
Bibliothèque nationale du Québec
Bibliothèque nationale du Canada

Edimag inc. est membre de l'Association nationale
des éditeurs de livres (ANEL)

Québec ▪▪   Canadä

L'éditeur bénéficie du soutien de la Société de développement des entreprises culturelles du
Québec pour son programme d'édition.

Nous reconnaissons l'aide financière du gouvernement du Canada par l'entremise du
Programme d'aide au développement de l'Industrie de l'édition (PADIÉ) pour nos activités
d'édition.

SOMMAIRE

AVERTISSEMENT

Je suggère à toute personne désireuse de suivre les indications contenues dans ce livre d'en parler au préalable à son médecin.

Quiconque désire suivre les conseils consignés dans ce livre sans l'approbation d'un médecin exerce un choix personnel, ce qui est son droit le plus strict.

Dans ce cas, l'éditeur et l'auteur déclinent toute responsabilité.

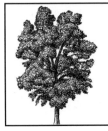

NE JETEZ JAMAIS UN LIVRE

La vie d'un livre commence à partir du moment où un arbre prend racine. Si vous ne désirez plus conserver ce livre, donnez-le. Il pourra ainsi prendre racine chez un autre lecteur.

DISTRIBUTEURS EXCLUSIFS

POUR LE CANADA ET LES ÉTATS-UNIS
LES MESSAGERIES ADP
2315, rue de la Province
Longueuil (Québec) CANADA   J4G 1G4

Téléphone: (450) 640-1234
Télécopieur: (450) 674-6237

POUR LA SUISSE
TRANSAT DIFFUSION
Case postale 3625
1 211 Genève 3   SUISSE

Téléphone: (41-22) 342-77-40
Télécopieur: (41-22) 343-46-46
Courriel: transat-diff@slatkine.com

POUR LA FRANCE ET LA BELGIQUE
DISTRIBUTION DU NOUVEAU MONDE (DNM)
30, rue Gay-Lussac
75005 Paris   FRANCE

Téléphone: (1) 43 54 49 02
Télécopieur: (1) 43 54 39 15
Courriel: info@librairieduquebec.fr

INTRODUCTION

A lors que la médecine traditionnelle progresse de plus en plus et que les recherches sur le cancer, les maladies cardiaques, les maladies virales et autres avancent à grands pas et donnent des résultats parfois spectaculaires, on s'étonne d'entendre de nombreux patients constater que cette forme de médecine ne répond pas à toutes leurs aspirations.

Cet ouvrage a été conçu pour vous présenter une méthode thérapeutique qui gagne, chaque jour, de nouveaux adeptes au Québec et ailleurs dans le monde, soit l'**HOMÉOPATHIE**. Loin de s'opposer à la médecine dite «officielle», l'Homéopathie propose une approche thérapeutique différente et souvent complémentaire à la médecine traditionnelle.

Sa plus grande originalité est de s'intéresser d'abord au malade dans sa totalité, en étudiant l'ensemble de ses réactions. Cette approche exige évidemment une très grande complicité entre le thérapeute et son patient.

La personne qui décide d'avoir recours à l'Homéopathie doit donc s'engager personnellement. En décrivant, avec le plus de précision possible, tous les symptômes qu'il ressent, mais aussi toutes les agressions qui auraient contribué au déséquilibre que son organisme connaît actuellement, le patient accroît ses chances de guérison. Le thérapeute pourra, en effet, trouver la ou les substances efficaces, en puisant de précieuses informations dans l'échange qu'il aura eu avec son patient.

L'Homéopathie considère que la maladie est une manifestation réactionnelle de l'organisme. Le thérapeute doit donc tout savoir des antécédents de son patient pour mieux le soulager. Toutes les pistes sont bonnes à exploiter dans la mesure où le moindre indice peut permettre de trouver la ou les causes qui ont conduit un organisme en santé au déséquilibre qui a provoqué sa maladie.

L'Homéopathie, qui considère le malade dans son ensemble, se préoccupe de ses antécédents familiaux (l'hérédité), de sa constitution, mais aussi de ses réactions face à sa maladie. Parler d'Homéopathie, c'est donc parler d'une approche thérapeutique personnalisée qui tient compte de l'individu qui souffre et non seulement de la souffrance elle-même. Elle aidera le malade à guérir, en tenant compte de l'ensemble de ses réactions.

Ce guide vous initiera à une approche thérapeutique qui a soulevé beaucoup de questions depuis une centaine d'années. Il vous montrera les avantages et les limites de l'Homéopathie, tout en vous décrivant les substances utilisées, les diverses présentations des médicaments homéopathiques, la posologie et la durée du traitement.

Ce livre accorde aussi une large place aux différents types de maladies et à tous ces petits bobos de tous les jours qui peuvent être soignés par l'Homéopathie.

Le sujet vous intéresse? Oui? Eh bien sachez que votre ouverture d'esprit vous permettra de découvrir une approche thérapeutique, à la fois originale et humaine. Originale, parce qu'elle n'hésite pas à sortir des sentiers battus. Humaine, parce que l'Homéopathie tire toute sa force et toute son efficacité de la complicité étroite qui s'établit entre le thérapeute et son patient.

Grâce à l'Homéopathie, la maladie n'occupe plus toute la place et le malade peut enfin prendre celle qui lui revient.

EN RÉSUMÉ

L'Homéopathie s'intéresse au malade dans sa totalité et non seulement à la maladie.

PREMIÈRE PARTIE

1. QU'EST-CE QUE L'HOMÉOPATHIE?

Tenter de définir l'Homéopathie n'est pas une mince tâche dans la mesure où cette approche thérapeutique se distingue, par plusieurs aspects, de la médecine traditionnelle. On peut tout de même en dégager les principales caractéristiques.

L'HOMÉOPATHIE

- Aborde la maladie comme une réaction de l'organisme face à une agression externe.
- Identifie une substance qui va dans le sens de l'énergie de l'organisme.
- L'organisme a besoin d'un minimum d'énergie vitale pour réagir. Un organisme qui est à plat ne peut bénéficier d'un traitement homéopathique. Il faut pouvoir réagir pour bénéficier de l'Homéopathie.
- Considère le malade dans son ensemble, en ne se limitant pas aux symptômes directement liés à sa maladie.
- Individualise le traitement en fonction des modalités réactionnelles du patient.
- Tient compte de la constitution du malade, de son bagage héréditaire, de son environnement, et fait des rapprochements avec les réactions qu'auraient d'autres individus possédant ces mêmes caractéristiques.
- Tente de rétablir l'équilibre perturbé du malade, en conseillant la substance appropriée.
- Attache beaucoup d'importance aux propos du malade.

TROIS PRINCIPES

L'Homéopathie repose sur trois grands principes:
- La similitude: les semblables sont guéris par les semblables.
- L'infinitésimalité: l'Homéopathie utilise des substances animales, végétales, minérales et chimiques en les diluant à des doses infinitésimales.
- La totalité: l'Homéopathie considère l'individu dans sa totalité et le soigne en considérant que la maladie n'est qu'une manifestation d'un dérèglement plus profond.

AUTRES ÉLÉMENTS

- La présentation des médicaments.
- La posologie et la durée des traitements.
- Les substances utilisées.

Ces divers éléments seront d'ailleurs expliqués et détaillés tout au long de ce guide, car ils font partie intégrante de l'approche thérapeutique qui nous intéresse.

EN RÉSUMÉ

L'Homéopathie est une forme de traitement qui utilise des doses infiniment petites et, par conséquent, inoffensives pour traiter une maladie. Dans le choix de la ou des substances, l'Homéopathie tient compte de l'individualité du malade, de ses réactions, de son hérédité ainsi que de son environnement familial et social.

2. UN PEU D'HISTOIRE

Si l'Homéopathie a connu une recrudescence de sa popularité au Québec, depuis les années soixante-dix et quatre-vingt, il ne faudrait pas croire que cette approche thérapeutique est nouvelle.

En fait, il faut remonter aussi loin qu'à l'Antiquité pour en découvrir les principes fondamentaux. Cinq siècles avant J.-C., c'est Hippocrate, considéré par plusieurs comme le plus grand médecin de l'Antiquité, qui fut le premier à écrire: «Les semblables sont guéris par les semblables.» Ce grand principe médical allait plus tard tomber dans l'oubli et il faudra attendre la fin du XVIIIe siècle pour qu'il refasse enfin surface grâce à un médecin d'origine allemande qui réactualisera la tradition hippocratique et deviendra le véritable fondateur de l'Homéopathie telle qu'on la connaît aujourd'hui.

SAMUEL HAHNEMANN

Samuel Hahnemann est né à Meissen, en Saxe, en 1755. Après avoir fait des études de médecine et de chimie, il commence à pratiquer. Cependant, il perdra rapidement le goût de sa profession, en constatant que les médecins de son époque se contentent trop souvent d'intervenir seulement dans les cas graves, en utilisant des traitements aussi drastiques qu'inefficaces.

L'utilisation abusive des saignées, des purgations, des lavements, des diètes sévères et incontrôlées le déçoit tellement de la médecine traditionnelle qu'il abandonne la pratique de cette profession et devient traducteur de documents scientifiques et médicaux.

Ce nouveau travail le passionne, car il lui permet de découvrir dans des textes récents, mais aussi parfois très anciens, des valeurs, des principes et des vérités qui le subjuguent. Il découvre peu à peu que la médecine de son temps fait fausse route, en oubliant certaines lois médicales de base.

UNE NOUVELLE THÉRAPEUTIQUE

Tout en continuant à traduire des textes médicaux pour gagner sa vie, Hahnemann poursuit sa réflexion et en vient finalement à la conclusion qu'il y a de la place pour une nouvelle thérapeutique qui tiendra compte de l'observation rigoureuse et d'une objectivité scientifique totale.

Hahnemann ne peut supporter toutes les affirmations gratuites qu'il entend autour de lui de la bouche même des plus grands médecins de son époque. Il veut des preuves. Sa grande curiosité le poussera donc à analyser de près de nombreuses substances. Il ira même jusqu'à en tester sur sa propre personne pour en observer les effets.

Sans trop le savoir, Hahnemann est en train d'établir les fondements mêmes d'une nouvelle approche thérapeutique qui va lui survivre et conquérir le monde entier: l'**Homéopathie**.

LA LOI DE LA SIMILITUDE

Hahnemann multiplie les expériences médicales qui sont plus révélatrices les unes que les autres. Un jour, il décide d'expérimenter sur lui une substance médicamenteuse, la Quinquina, qui sert à traiter le paludisme. Comme il s'y attendait, après avoir absorbé des doses répétées de ce produit, il commence à développer tous les symptômes de la maladie.

Au risque de miner sa santé à jamais, il poursuit l'expérience, en réduisant, cette fois, les quantités pour atténuer les effets nocifs et toxiques. Les symptômes de la maladie réapparaissent avec moins d'intensité. Enthousiasmé par ces premiers résultats, Hahnemann refera le même type d'expérience avec d'autres médicaments, pour en arriver chaque fois aux mêmes conclusions:

«Un médicament, susceptible de provoquer chez un sujet en santé les symptômes d'une maladie, peut guérir un malade qui présente les mêmes symptômes.»

Hahnemann reprenait ainsi à son compte, avec preuve à l'appui, un principe qui remontait à l'Antiquité:

«Les semblables sont guéris par les semblables.»

Grâce à sa formidable intuition qui s'appuyait sur une observation serrée et sur des expérimentations parfois audacieuses, Hahnemann réactualisait les principes médicaux mis de l'avant 2000 ans plus tôt par le célèbre Hippocrate.

UN SUCCÈS MÉRITÉ

Même si Hahnemann eut la prudence d'attendre une bonne douzaine d'années avant de rendre publics les résultats de ses recherches, ceux-ci soulevèrent bien des interrogations.

Il bouleversait, cependant, trop de choses, en secouant les fondements mêmes de la structure médicale traditionnelle, pour ne pas créer la controverse autour de lui. Il dut se battre constamment pour imposer son point de vue et si, à la fin de sa vie, il connut une notoriété bien méritée, rien ne fut jamais facile pour lui.

Il réussit, malgré tout, à établir les principes de base de l'Homéopathie que l'on respecte encore aujourd'hui. Sa doctrine a maintenant de nombreux disciples qui font avancer cette approche thérapeutique résolument différente, en repoussant sans cesse les frontières de l'inconnu.

UN RAYONNEMENT INTERNATIONAL

Près de 150 ans après la mort de son initiateur, l'Homéopathie sort à peine de la clandestinité. Elle gagne chaque jour de nouveaux adeptes partout dans le monde, sur tous les continents.

Quelle victoire pour ce visionnaire qui, de son vivant, réussit à faire connaître la médecine homéopathique à travers toute l'Europe!

Que ce soit en France, où Hahnemann est allé finir ses jours, ou en Allemagne, en Belgique, au Royaume-Uni, en URSS, en Inde, aux États-Unis et, bien sûr, au Canada, l'Homéopathie s'impose de plus en plus comme un complément valable à la médecine officielle, qu'il s'agisse de prévenir ou de soulager de nombreuses maladies bénignes, aiguës ou chroniques.

EN RÉSUMÉ

Samuel Hahnemann est l'initiateur de l'Homéopathie. Ses recherches, et surtout ses expérimentations, lui ont permis de réactualiser un vieux principe médical mis de l'avant dans l'Antiquité par Hippocrate lui-même, soit celui de la similitude. C'est à partir de ce principe que Hahnemann a pu proposer une nouvelle approche thérapeutique qui obtient aujourd'hui une reconnaissance mondiale.

---

3. NOTION DE TERRAIN

Si on a déjà dit que l'approche homéopathique se voulait avant tout personnalisée, puisqu'elle ne tient compte que du malade et de ses réactions face à la maladie, il est bon de préciser que l'homéopathe n'hésitera pas à faire certains rapprochements, certains regroupements de catégories d'individus (hérédité).

C'est ainsi que certains individus verront leur organisme réagir de la même façon face à diverses agressions, dans la mesure où ils ont en commun une même constitution, un même type d'hérédité et la même prédisposition à la maladie.

UN SUPPORT BIOLOGIQUE
Ces divers rapprochements comportent une notion de **terrain**. Ce terrain est, en fait, un support biologique qui aura sa façon

particulière de réagir lorsqu'il est stimulé. C'est ce genre de prédisposition qui fait que certains individus auront, par exemple, des réactions allergiques s'ils sont exposés à certains éléments environnants alors que d'autres n'en développeront pas.

Cette notion de terrain remonte au temps d'Hippocrate et a survécu jusqu'à aujourd'hui. Hahnemann précise indirectement cette notion de terrain en définissant la maladie de la façon suivante:

«Nous ne tombons malades... que lorsque notre organisme, en état de moindre résistance, est prédisposé à ressentir l'atteinte de la cause pathogène présente...»

La notion de terrain est indissociable de l'Homéopathie. Elle replace le malade dans un contexte plus global. Elle considère les prédispositions particulières du malade à réagir de telle ou telle manière face à une situation qui met sa santé en péril.

Dans ce sens, on peut dire que la maladie est une conséquence du dérèglement de l'organisme. Pour soigner le mal, il faut donc remonter à la source. L'organisme a des défenses naturelles que certains remèdes homéopathiques peuvent stimuler. Le terrain ainsi renforcé peut mieux se défendre contre les microbes et les diverses toxines qui risquent d'engendrer telle ou telle maladie.

EN RÉSUMÉ

La notion de terrain signifie que chaque individu réagit de façon différente lorsque son organisme est perturbé par une attaque extérieure qui risque de déséquilibrer son organisme et de mettre ainsi sa santé en danger.

4. LES SUBSTANCES UTILISÉES

La meilleure façon de connaître l'Homéopathie, c'est encore d'analyser de plus près les substances utilisées dans les diverses préparations des remèdes homéopathiques. Il est important aussi d'en connaître les différentes étapes de fabrication.

LE RÈGNE VÉGÉTAL

C'est sûrement le règne végétal qui fournit le plus de substances dans la fabrication des médicaments homéopathiques. Le plus souvent, c'est la plante entière qui est utilisée. Elle est alors cueillie au début de sa floraison. Il peut arriver aussi qu'on n'utilise que la fleur, la racine ou le fruit. Curieusement, certaines plantes toxiques, utilisées à très faibles doses, ont aussi des propriétés médicamenteuses fort efficaces en Homéopathie. Ces plantes, toxiques ou non, proviennent des quatre coins du monde, autant des régions à climat chaud que des régions à climat plus tempéré.

Le processus de fabrication est fort simple. On cueille la plante, on la lave, puis on la coupe. Suit l'étape du séchage. Une fois séchée, la plante est envoyée dans un laboratoire où elle sera soumise à différents contrôles. On la fera ensuite macérer dans de l'alcool pendant au moins trois semaines. Au terme de cette étape on filtrera le liquide. Le jus ainsi obtenu s'appelle la Teinture Mère. C'est à partir de cette Teinture Mère que l'on pourra effectuer diverses dilutions.

La chaîne de production ne s'arrête pas là. Les dilutions ainsi obtenues serviront à différentes préparations (gouttes, granules, globules).

LE RÈGNE ANIMAL

Moins romantiques que les plantes que l'on peut cueillir dans les bois et les prés, les substances d'origine animale n'en sont pas pour autant moins utiles et moins efficaces que celles que fournit le règne végétal.

En Homéopathie, on se sert, entre autres, de l'abeille (entière), de la cantharide (un coléoptère), de la seiche (un mollusque dont l'encre a des propriétés médicamenteuses) et du venin de serpent.

LE RÈGNE MINÉRAL

On pense à des substances d'origine naturelle comme le calcaire d'huître et le sel de mer. Le phosphore, l'arsenic (eh oui!) et le soufre, que l'on décrit comme des corps simples, les sels de sodium et de potassium ainsi que la soude caustique, qui se présentent comme des corps composés, entrent aussi dans la fabrication de certains médicaments homéopathiques.

Il ne s'agit là que d'exemples, car beaucoup d'autres substances sont utilisés en Homéopathie. Chaque jour on en expérimente de nouvelles.

En plus de ces substances issues des trois règnes (végétal, animal et minéral), l'Homéopathie utilise des produits d'origine microbienne, des vaccins ainsi que des sécrétions et excrétions humaines (pus). On parle ici de produits biothérapiques qui servent de compléments aux autres substances dites naturelles.

Il existe aussi d'autres préparations qui sont faites en tenant compte de l'agent qui a causé la maladie. Ces produits sont donc adaptés pour chaque malade. Il faut alors effectuer des prélèvements de sang, d'urine, etc. sur le malade, lesquels serviront à la préparation du médicament homéopathique. Ces préparations, dites auto-isothérapiques, peuvent aussi être élaborées à partir de produits qui sont extérieurs au malade mais qui lui ont causé des troubles (ex.: de la poussière, des poils, etc.).

Il est bon de préciser, une fois de plus, que tous ces médicaments sont administrés à doses si infimes que l'on exclut tout danger d'effets secondaires ou autres complications.

EN RÉSUMÉ

L'Homéopathie utilise et transforme en médicaments des substances que l'on retrouve principalement dans les trois règnes: végétal, animal et minéral. À l'occasion, elle peut aussi utiliser des produits d'origine microbienne, des vaccins et certains autres.

5. PRÉSENTATION DES MÉDICAMENTS

Les diverses substances utilisées en Homéopathie connaîtront bien des transformations avant d'arriver sur les comptoirs des boutiques qui proposent des produits homéopathiques.

C'est ainsi qu'à partir de la Teinture Mère que certains appellent aussi «la souche», on fabriquera un produit fini, en respectant certaines étapes essentielles.

LA DILUTION

Selon les défenseurs de l'Homéopathie, c'est justement ce procédé qui donne aux médicaments homéopathiques leur force. À raison, les homéopathes affirment que, contrairement à plusieurs médicaments allopathiques, les médicaments homéopathiques guérissent sans toxicité un organisme malade.

Il est important de souligner le fait qu'il existe différentes hauteurs de dilutions qui correspondent à des besoins différents. Le rôle du thérapeute homéopathe est de donner la hauteur de dilution qui correspond aux besoins du patient.

LA DYNAMISATION

Chaque dilution est dynamisée. Cela veut dire, plus simplement, qu'à chaque fois que l'on dilue au centième le mélange, on agite mécaniquement le flacon qui le contient à l'aide d'un appareil spécialement conçu pour cette opération.

Cette opération est l'essence même de l'Homéopathie: elle donne l'énergie au produit dilué et assure ainsi son homogénéité. Le fait de sauter cette étape rendrait le médicament homéopathique complètement inefficace.

La dynamisation donne donc toute l'efficacité aux produits homéopathiques, car en agitant la substance diluée dans un solvant, on réussit à libérer les propriétés actives de cette substance.

DOSES GLOBULES, TUBES GRANULES ET AUTRES

Les médicaments homéopathiques se présentent dans le commerce sous différentes formes. C'est ainsi qu'on peut les trouver dans les pharmacies sous forme de tubes granules ou de doses globules. On peut aussi se procurer des médicaments sous forme de gouttes, de poudres (triturations) et de suppositoires.

Il existe enfin des sirops, des ovules, des ampoules (que l'on peut boire ou injecter) ainsi que différents comprimés et pommades. Ce n'est sûrement pas le choix qui manque et vous aurez, à n'en point douter, besoin des conseils de votre pharmacien homéopathe pour vous aider.

Il est important, par ailleurs, si l'on veut conserver tous ces médicaments le plus longtemps possible, de ne pas les ranger n'importe où. Il faut éviter la lumière, l'humidité ou la chaleur trop intenses. L'idéal est de les ranger, après usage, dans une petite trousse bien hermétique.

Un dernier petit truc: évitez d'ouvrir un tube ou tout autre contenant de médicament homéopathique dans une pièce où règnent des odeurs fortes comme des parfums. Évitez aussi la fumée de cigarette.

La préparation des médicaments homéopathiques consiste donc principalement en un processus de dilution des substances médicamenteuses. La dynamisation viendra ensuite libérer les propriétés actives et curatives de cette substance.

La présentation des médicaments homéopathiques prend des formes diverses dans les comptoirs de pharmacies:

- tubes granules	- sirops
- doses granules	- ampoules
- gouttes	- comprimés
- poudres	- pommades
- suppositoires	- ovules

6. POSOLOGIE ET DURÉE DU TRAITEMENT

On ne s'étonnera pas que la prescription de médicaments homéopathiques reflète la grande particularité de l'Homéopathie, soit celle d'être personnalisée et de tenir compte des besoins spécifiques du malade.

Vu la très grande multiplicité des formes de médicaments homéopathiques, plusieurs points doivent être considérés pour établir la posologie et la durée d'un traitement homéopathique: le degré de dilution et de dynamisation d'un produit, la fréquence des prises, le nombre de médicaments à prendre et, bien sûr, l'intensité de la maladie.

LA FRÉQUENCE DES PRISES

La posologie du traitement s'ajustera en fonction du patient. Selon ses besoins, on pourra recommander la prise quotidienne ou hebdomadaire de médicaments. On pourra même recommander une dose unique prise à intervalles plus ou moins longs.

Généralement (il y a évidemment des exceptions), les maladies aiguës exigeront des prises plus fréquentes, mais sur une courte durée. On pourra toujours les espacer lorsque l'état du malade donnera des signes évidents d'amélioration. Au contraire, les maladies chroniques seront généralement traitées par des prises plus espacées, mais de façon prolongée.

Si des résultats positifs tardent à venir, l'homéopathe pourra arrêter la prise et se mettre à la recherche d'un nouveau médicament. Si l'état du malade s'aggrave dans les limites du tolérable, il ne faut pas paniquer. C'est peut-être un indice que l'organisme du patient réagit au médicament.

DEGRÉ DE DILUTION ET DE DYNAMISATION

Comme elles ont des effets à long terme, les hautes dilutions s'attaqueront surtout aux maladies chroniques et se répéteront rarement. Les maladies aiguës seront plutôt traitées par les basses dilutions qui pourront être répétées fréquemment sans le moindre danger. Encore là, il y a beaucoup d'exceptions et c'est le thérapeute qui aura finalement le dernier mot. Il pourra toujours, selon les symptômes que manifeste le malade et la nature même de la maladie dont il souffre, adapter une posologie en conséquence. L'expérience de l'homéopathe entre ici en ligne de compte. En se fiant à des résultats obtenus antérieurement et en exerçant une observation très attentive de son patient, le thérapeute adaptera le traitement et, par le fait même, la posologie à l'évolution de l'état général de son patient.

QUANTITÉ DE MÉDICAMENTS

La grande marge de manoeuvre dont jouit l'homéopathe au niveau de la posologie se concrétise aussi quand vient le temps, pour lui, de choisir un seul ou plusieurs médicaments pour soigner son patient. Certains homéopathes sont «unicistes», c'est-à-dire qu'ils préconisent l'utilisation d'un seul médicament pour soigner une maladie. Les «pluralistes», quant à eux, recommandent l'utilisation de plusieurs médicaments.

DURÉE DU TRAITEMENT

La durée du traitement homéopathique variera en fonction de la gravité de la maladie. L'homéopathe devra aussi savoir depuis combien de temps le malade est affecté par cette maladie. S'il s'agit d'une maladie chronique, il est évident que le traitement sera plus long et exigera une observation plus grande et plus fréquente. Une maladie aiguë est habituellement passagère et exige un traitement plus court et des prises plus fréquentes.

Il faut aussi parler des traitements préventifs. En Homéopathie, cette réalité est omniprésente. Même guéris, certains patients conservent une santé fragile et certains produits homéopathiques pourront aider leur organisme à mieux lutter contre des attaques éventuelles susceptibles de prendre diverses formes (microbes, etc.). La durée du traitement sera aussi déterminée par le profil du malade et on tiendra compte de son âge, de son sexe, de ses antécédents médicaux, mais surtout de ses réactions face à sa maladie.

QUELQUES CONSEILS

- Évitez de prendre vos médicaments homéopathiques pendant le repas. Idéalement, il faut les prendre 15 minutes avant ou une heure et demie après (à moins d'avis contraire).
- Évitez de prendre trop de café ou de thé pendant le traitement.
- Évitez de consommer des produits à base de menthol, de menthe ou de camphre. Ils pourraient réduire ou annihiler l'efficacité du traitement.
- Ne touchez pas les granules ou les doses globules avec les doigts.
- Pour compter les granules, il suffit de les laisser tomber dans le couvercle du tube ou dans le bouchon (selon le cas).
- Versez-les sous la langue et sucez-les à sec tout doucement, comme un bonbon, sans les croquer.
- S'il s'agit de gouttes, évitez d'avaler le liquide d'un trait et essayez de le prendre avec un minimum d'eau.
- Fumez le moins possible pendant le traitement, en évitant de le faire trop près du moment de la prise du ou des médicaments.

EN RÉSUMÉ

La posologie des produits homéopathiques et la durée du traitement seront établies en fonction du malade et de la maladie dont il souffre.

DEUXIÈME PARTIE

LA PHARMACIE HOMÉOPATHIQUE FAMILIALE

Convaincu des effets bénéfiques de nombreuses substances homéopathiques pour soigner les petits «bobos» des membres de votre famille, vous aurez peut-être envie de composer votre propre pharmacie homéopathique familiale? C'est une excellente idée, dans la mesure où vous prendrez la peine de consulter votre pharmacien dans le choix des différentes substances homéopathiques que vous avez l'intention de conserver en permanence à la maison.

Votre pharmacien homéopathe saura vous conseiller non seulement dans la sélection des diverses substances, mais aussi dans la hauteur de dilution de ces mêmes substances. Il est probable qu'il évitera de vous conseiller des hautes dilutions pour soigner les petits malaises quotidiens et qu'il s'en tiendra aux basses et aux moyennes dilutions.

Votre pharmacien vous renseignera aussi sur les différentes formes de médicaments homéopathiques, sur leur posologie et sur la durée des différents traitements. Il vous précisera enfin les meilleures conditions pour entreposer tous ces produits homéopathiques qui composeront votre petite pharmacie homéopathique familiale.

Grâce à tous ces conseils, vous serez en mesure de répondre de façon rapide et efficace à tous les incidents et accidents quotidiens qui ne manquent pas d'arriver, surtout si vous avez de jeunes enfants à la maison: éraflures, chutes, petites contusions, grippe, maux de tête, légère intoxication alimentaire, etc.

Dans tous les cas, il ne faudra pas hésiter à consulter un professionnel de la santé si l'évolution du malaise ou de la blessure n'est pas satisfaisante. Il faut toujours garder en mémoire que les spécialistes de la santé sont là pour vous venir en aide dans les cas plus graves.

Un dernier conseil. Il semble qu'en Occident nous ayons tendance à exagérer notre consommation de médicaments. En toute chose, il faut de la modération autant dans la consommation de médicaments allopathiques que dans celle de substances homéopathiques.

On peut souffrir d'allergies à des degrés divers et réagir plus ou moins bien au milieu extérieur qui nous entoure. Le rôle des substances homéopathiques est justement de minimiser l'intensité de ces réactions.

COMMENT VOUS SENTEZ-VOUS?

L'allergie peut se manifester à différents endroits:

- sur la peau: eczéma, urticaire;
- dans la sphère ORL: rhume des foins, sinusite, toux;
- au niveau des voies respiratoires: asthme, bronchite;
- au niveau de l'estomac: colites, gastrites.

Les causes sont très diversifiées.

CONSEILS

Peu importe la sorte d'allergie, il faut s'occuper des symptômes accablants de la phase aiguë.

Si les allergies reviennent de façon cyclique, un traitement de fond s'impose.

- Un rhume des foins accompagné d'écoulement abondant non irritant, de larmoiement fréquent et irritant; bref, une allergie aggravée au grand air et améliorée au chaud se traite avec les granules Allergies de Homéocan: 3 granules 3 fois par jour.
- Un rhume des foins accompagné d'éternuements, d'écoulement abondant irritant et clair, de larmoiement abondant non irritant; bref, un rhume des foins aggravé au chaud et amélioré au grand air se traite avec les granules Allergies de Homéocan: 3 granules 3 fois par jour.

- Une respiration difficile parfois bruyante, des nausées, une grande fatigue se traitent avec Antimonium tartaricum 6K: 5 granules matin et soir.
- Une toux suffocante sans crachat, asthme avec nausées et vomissements se traitent avec L65: Ipeca : 15 gouttes 3 fois par jour.
- Un asthme d'angine allergique se traite avec Santaherba: 25 gouttes matin et soir.
- Des démangeaisons piquantes améliorées au chaud se traitent avec L82: Urtica : 15 gouttes 3 fois par jour.
- Une urticaire, un érythème fessier se traite avec L88: Euphorbium : 15 gouttes 3 fois par jour.

CE QU'IL FAUT SAVOIR

- Trouver l'allergène s'avérera souvent une tâche très ardue et il faudra parfois avoir recours à des tests cutanés ou de laboratoire. Lors d'une allergie, les substances homéopathiques aideront considérablement à minimiser l'intensité des symptômes.

MES PETITES RECETTES

- Faites monter des dilutions homéopathiques de vos propres allergènes. En période de crise, vous pouvez même demander que l'on prépare des dilutions homéopathiques à partir de vos urines. On pense que les urines contiennent une substance capable de déclencher l'allergie.
- Oligo-éléments: Oligocan Manganèse-Cuivre.

Cette affection inflammatoire n'est pas une maladie en soi, mais peut cependant être le symptôme d'un autre problème physiologique. Dans la majorité des cas, le mal de gorge est attribuable à un virus. Il est d'ailleurs fréquent chez les jeunes enfants.

COMMENT VOUS SENTEZ-VOUS?

Si vous avez pris froid, que le palais vous pique, si vous éprouvez de la difficulté à avaler et que votre gorge est rouge avec ou sans points blancs, il s'agit d'un mal de gorge.

CONSEILS

Selon l'évolution de la maladie et l'état de la gorge, l'Homéopathie vous recommande les remèdes suivants:

- Vous venez de prendre froid, vous vous sentez fiévreux et agité, prenez Aconit 6K car ces malaises indiquent peut-être un début de mal de gorge.
- La maladie est déjà bien installée, votre état général est caractérisé par un grand sentiment d'épuisement, tout votre corps est courbaturé, votre gorge est d'un rouge sombre et la déglutition se fait difficilement, prenez Phytolacca 6K.
- L41: Kalii chlorid. sera efficace pour les symptômes suivants: gorge rouge et sèche, douleurs en avalant, état d'abattement, fièvre et sueurs abondantes.
- Une gorge rose et une muqueuse enflée au point qu'il est difficile d'avaler, une luette gonflée, une douleur piquante, tous ces malaises seront apaisés par L43.
- L39: Mercurius est recommandé pour l'amygdalite qui se manifeste par une gorge d'un rouge brillant avec de petits points blancs, une langue gonflée et sensible, une mauvaise haleine et une sensation de soif.

- S'il y a risque d'abcès ou de suppuration, il faut prendre Hepar sulfur 6K à raison de 15 granules 1 fois par jour.

La majorité de ces remèdes doivent être absorbés de 3 à 6 fois par jour à raison de 10 gouttes à la fois, diluées dans l'eau.

CE QU'IL FAUT SAVOIR

- Comme les nourrissons sont plus sensibles à ces infections, il est recommandé de les nourrir au sein puisque le lait maternel est riche en anticorps.
- Pour les enfants atteints d'un mal de gorge, il faut veiller à ce que leur environnement soit sain, exempt de fumée et de poussière. Surveillez également le chauffage, qu'il ne soit pas trop élevé et que la pièce soit bien aérée.
- Si les maux de gorge se répètent trop souvent, consultez le médecin.
- Pour les adultes, il faut surveiller le foie. Pensez à Digestion L114, et aux cures de jus de fruits et de légumes frais.

MES PETITES RECETTES

- Lorsqu'on souffre d'amygdalite, rien de mieux qu'un bon gargarisme pour bien désinfecter la gorge. On peut le faire 3 ou 4 fois par jour en mettant 20 gouttes de la solution suivante dans un verre d'eau: Phytolacca T.M..et du Calendula T.M.
- Je recommande les huiles essentielles suivantes: Origan Essencia, le thym Essencia et le romarin Essencia.
- Oligo éléments: du Bismuth Oligocan de 4 à 6 fois par jour.

Tous, à différents moments de notre vie, nous vivons des heures d'inquiétude et de peur. Et souvent, cet état de désarroi et d'insécurité devient tellement insoutenable qu'il nécessite une attention particulière.

COMMENT VOUS SENTEZ-VOUS?

- Trop d'anxiété peut amener diverses réactions physiologiques et psychiques trompeuses. D'un simple sentiment de grande fatigue jusqu'à l'ulcère d'estomac, l'angoisse se manifeste sous plusieurs formes.
- Les problèmes physiques reliés à l'anxiété sont nombreux. Insomnie, fatigue, troubles digestifs, malaises ou douleurs diverses. Pour éviter que tous ces symptômes ne vous conduisent à la dépression nerveuse, apprenez à voir les véritables causes de vos diarrhées, de vos brûlures d'estomac, de vos crampes, de vos pertes de sommeil et de toutes les manifestations physiques inhabituelles.

CONSEILS

Dans les maladies nerveuses, l'approche homéopathique a deux avantages majeurs: d'abord, elle traite autant les problèmes physiques que psychiques grâce à un traitement personnalisé, ensuite, elle évite l'utilisation exagérée de tranquillisants.

L'anxiété peut exiger un traitement en profondeur. Les remèdes qui suivent vous sont donnés à titre d'indications générales et peuvent vous secourir, mais l'anxiété chronique demande un traitement de fond.

- Vous avez tendance à voir la vie en noir, vous recherchez constamment la solitude et vous compensez votre état de tristesse en mangeant: Psorinum.

- Vous avez des «haut» et des «bas», vous passez facilement d'un état d'exaltation à la déprime. Très anxieux, vous avez une peur bleue de l'orage: Phosphorus.
- Vous vivez en solitaire et vos peurs sont nombreuses. La mort, la vie et l'avenir vous angoissent. Dès que vous devez affronter une foule ou un obstacle, vous êtes pris par le trac. Vous êtes alors en proie à des tremblements ou des diarrhées: Gelsemium.
- Kalium carbonicum est destiné aux personnes hypersensibles qui dramatisent tout et qui se découragent facilement devant le plus petit obstacle. Ces personnes sursautent au moindre bruit et réagissent très nerveusement lorsqu'on les touche.
- Si vous êtes de nature hypocondriaque, Aconit pourra atténuer votre peur morbide de mourir, surtout si vous êtes malade.
- Tout vous bouleverse, votre timidité est maladive et, à tout moment, vous avez peur de vous évanouir: Ambra grisea.
- Votre angoisse se traduit par un manque permanent de temps. Vous êtes toujours pressé et vous vous précipitez devant les tâches: Argentum nitricum.
- D'humeur imprévisible, vous passez du rire aux larmes sans raison apparente. Votre impression de découragement se traduit souvent par de profonds soupirs. Prenez Ignatia.
- Votre angoisse est permanente et elle s'accentue la nuit puisque vous avez peur du noir, de la mort et de la solitude: Arsenicum album.

Ces substances se prennent en 6K, 5 granules 1 à 3 fois par jour.

CE QU'IL FAUT SAVOIR

- Toutes les formes d'angoisse ne sont pas mauvaises. Elles peuvent même être source de créativité, de recherche et de motivation. Il ne faut donc pas chercher à calmer le plus petit signe d'angoisse par une médication quelconque.

- Il ne faut pas emboîter le pas de notre société moderne qui prétend tout résoudre par une pilule. Les médicaments pour résoudre les problèmes nerveux sont les plus vendus, mais leur usage est souvent abusif et il est très facile d'en prendre l'habitude.

MES PETITES RECETTES

- Apprenez à vous détendre et n'hésitez pas à recourir à l'une des nombreuses techniques de relaxation qui sont offertes pour combattre le stress.
- Profitez des bienfaits des plantes avec la Tisane Calmotisan: 1/2 tasse au besoin.
- Préparations de source naturelle: 2 comprimés de Biomag 2 fois par jour pour tout ce qui concerne la déperdition; pour le stress, L72 en gouttes ou en granules pour les sujets à tendance dépressive et L71: Tarentula pour l'agitation nerveuse.
- Oligo-éléments: Brome Oligocan, Cuivre-Or-Argent Oligocan et Sélénium Oligocan: 1 cuillère à thé à jeun le matin.

4 L'ARTÉRIOSCLÉROSE ET L'ATHÉROSCLÉROSE

Il s'agit ici de l'épaississement et de l'obstruction des parois artérielles par des dépôts de corps gras qui entraînent le vieillissement prématuré du système vasculaire ainsi que des problèmes au niveau du coeur, du cerveau et des membres inférieurs. D'autres problèmes peuvent également survenir: manque d'oxygénation, hypertension artérielle, grand risque d'infarctus du myocarde, fatigue et palpitations cardiaques.

CONSEILS
- Levure au Pollen de Homéocan: 1 comprimé après chaque repas.
- Chrysanthellum (Phytocaps): 2 par jour.
- Vitamine C 550 mg: 1 comprimé après les repas.
- Tisane Hépatoflorine: 1 tasse après chaque repas et au coucher.
- Biomag: 2 comprimés matin soir avant les repas.

CE QU'IL FAUT SAVOIR
- Évitez le gras animal, le café, le thé, le lait et le vin.
- Supprimez les fritures, mangez les fruits vers 17 heures, mais pas aux repas.
- Attention à l'alcool et au tabagisme.
- Marche quotidienne.
- Surveillez votre foie.
- Surveillez la constipation.

MES PETITES RECETTES
N'oubliez pas la cure de désintoxication:
- Depuratum: 2 capsules au coucher pendant 25 jours.
- Sclérocalcine: 2 comprimés matin et soir, à croquer.

Cette affection est synonyme d'usure des cartilages articulaires qui se manifeste principalement par de la douleur. C'est d'ailleurs la cause la plus courante des douleurs articulaires.

COMMENT VOUS SENTEZ-VOUS?

- La douleur arthrosique est située à la périphérie ou dans la profondeur d'une articulation.
- Le mouvement déclenche ou aggrave les douleurs imputables à l'arthrose, et elles s'accompagnent parfois de craquements.
- Une articulation arthrosique ne cause ni rougeur, ni enflure, ni chaleur.
- La douleur s'atténue au repos et la nuit.

CONSEILS

- Urarthone : cette préparation naturelle aide à éliminer l'acide urique, un déchet de l'organisme qui «encrasse» les articulations, et doit être pris systématiquement. Urarthone de Homéocan convient également aux arthritiques, aux états goutteux et à ceux qui ont des rhumatismes aigus ou chroniques. À prendre le matin à jeun et le soir au coucher: 1 cuillère à soupe dans de l'eau chaude ou une tisane.
- L10: Natrum carb.: c'est le produit naturel d'urgence, il vous dépannera dans les crises aiguës d'arthrose et d'arthrite. Prenez-en au besoin, lors de vos douleurs excessives: 15 gouttes dans un peu d'eau. Il est particulièrment recommandé pour les petites articulations.
- La Griffe du Diable (Phytocap): c'est l'anti-inflammatoire naturel idéal. En plus d'être analgésique, ce produit naturel favorise l'élimination des toxines qui s'accumulent dans l'organisme. Prenez-en 3 capsules 3 fois par jour en mangeant.
- Le Cartilage de Requin : si vos douleurs sont vraiment importantes, voilà un produit naturel qui peut vous aider. Il se prend

à raison de 2 capsules 3 fois par jour avant les repas (pendant 10 jours) et ensuite, 1 capsule 3 fois par jour. Il faut ajouter la Glucosamine de Homéocan à raison de 3 capsules par jour.

CE QU'IL FAUT SAVOIR

- Les articulations sont prévues pour fonctionner sans problème jusqu'à un âge avancé. N'oubliez pas que les douleurs dues à l'arthrose peuvent être soulagées par un traitement.
- L'arthrose n'est pas une cause suffisante pour qu'une articulation soit douloureuse. En fait, la douleur est déclenchée par différents facteurs biochimiques.
- Rappelez-vous qu'une articulation est disposée dans une «chaîne fonctionnelle»: un problème de pied provoque des troubles au niveau du genou, puis de la hanche, etc.

MES PETITES RECETTES

- Les cataplasmes d'argile peuvent vous aider: mélangez l'argile et l'eau dans un récipient (ni en métal ni en plastique) pour obtenir une pâte épaisse. Appliquez-en une couche épaisse de 2 cm pendant deux heures, deux fois par jour.
- Les feuilles de choux ont les mêmes propriétés. Écrasez la feuille avec une bouteille pour en extirper le suc. Appliquez-en deux ou trois épaisseurs.
- Économisez vos articulations: ne les surmenez pas inutilement par des efforts exagérés (travail, sports et régimes amaigrissants).
- Traitez vos problèmes circulatoires car les troubles de la circulation veineuse aggravent l'arthrose.
- Oligo-éléments: je vous propose deux préparation d'oligo-éléments, Arthrose A de Oligocan (c'est la préparation du matin: 25 gouttes sous la langue) et Arthrose B de Oligocan (c'est la préparation du soir: 25 gouttes sous la langue). Ces deux préparations contiennent tous les oligo-éléments dont un arthrosique a besoin.

Ces dispositifs qui unissent les os entre eux peuvent, dans certaines conditions, être la source de douleurs. Ces dernières se feront sentir à la périphérie ou dans la profondeur d'une articulation.

COMMENT VOUS SENTEZ-VOUS?

- La douleur ressentie est attribuable soit à l'articulation elle-même, soit aux éléments qui l'entourent (ligaments, tendons, capsule articulaire, etc.).
- Les douleurs articulaires peuvent se manifester par de l'enflure, de la rougeur et de la chaleur.
- Le fait de bouger déclenche ou augmente la douleur, et des craquements peuvent aussi l'accompagner.
- Les douleurs articulaires sont imputables à quatre grandes causes: les infections, les traumatismes, les inflammations et l'arthrose.
  - les infections des articulations: l'articulation est rouge et enflée, et la douleur est tellement grande qu'elle empêche de bouger. La fièvre est haute (39-40 °C). Il faut consulter d'urgence.
  - les traumatismes: ils sont causés par des chocs ou des chutes. De la simple entorse jusqu'à la fracture, les traumatismes laissent des séquelles aux articulations (surtout chez les personnes décalcifiées).
  - les inflammations: se caractérisent par des rougeurs, des enflures et de la chaleur dans les articulations. Celles-ci se font sentir en fin de nuit et même le matin. Le repos ne les atténue pas et elles réapparaissent le soir. La personne atteinte pourra même se sentir fiévreuse, fatiguée et amaigrie. Il vaut mieux consulter car ces douleurs aux articulations peuvent faire partie d'une maladie inflammatoire générale.

- l'arthrose: c'est l'usure des cartilages. La douleur apparaît lorsque la personne atteinte bouge, et elle s'atténue avec le repos ou une bonne nuit de sommeil. L'arthrose ne provoque ni enflure, ni rougeur, ni chaleur.

CONSEILS

Les remèdes homéopathiques pour les douleurs articulaires sont les mêmes que pour les rhumatismes. S'il s'agit d'un problème d'arthrose, consultez le chapitre traitant de ce problème.

CE QU'IL FAUT SAVOIR

- Évitez les efforts exagérés dans le travail ou le sport, vous éviterez ainsi de surmener vos articulations.
- Un problème dans une articulation peut en amener un autre car tout le système articulaire forme un ensemble. Un problème au pied peut se répercuter au genou, puis à la hanche, etc.
- Certains problèmes articulaires peuvent provenir de malformations. Il faut alors recourir à la chirurgie.

MES PETITES RECETTES

- Pour soulager les problèmes articulaires, on peut faire appel à la physiothérapie, à l'ostéopathie et à l'acupuncture. Pensez à la détente.

Il s'agit d'un trouble de type allergique entraînant des difficultés respiratoires. Les crises se manifestent surtout la nuit et se caractérisent par différents symptômes: manque d'air, respiration difficile et sifflante, anxiété, angoisse, toux accompagnée souvent de crachats blancs et gêne respiratoire caractérisée par des crises d'oppression survenant à l'expiration.

CONSEILS

L'asthme peut être d'origine psychosomatique. Cherchez-en la cause. Voyez votre médecin. Il existe un produit de source naturelle «Santaherba», qui se prend en même temps que les pompes prescrites par votre médecin. C'est un traitement complémentaire.

- Stresse L.72 ou les granules stress: aide l'organisme à se détendre.

CE QU'IL FAUT SAVOIR

- Évitez sucres et féculents au même repas, les confitures, le café au lait, les sodas, les limonades, le thé, le chocolat et le cola.
- Bain chaud le soir.
- Marche quotidienne.
- Attention au tabagisme.
- Échinacée (Phytocaps) peut vous protéger du rhume et de la grippe qui aggravent l'asthme.

COMPLEXES HOMÉOPATHIQUES

- Santaherba : 4 à 5 fois par jour, 25 gouttes sur du sucre. C'est le traitement de fond de la maladie asthmatique (allergique, nerveux, emphysème).
- S'il y a toux toux sèche ou grasse, c'est Phytotux H.

LA BRONCHITE

Inflammation de la muqueuse bronchique, causée soit par le froid, soit aussi par excès de tabac. Elle est caractérisée par de la toux intense et tenace, catarrhe le matin, difficultés respiratoires à l'effort et fièvre d'intensité variable.

CONSEILS

- Tisane Pectoflorine : 1 tasse après les repas.
- Shiitake (Phytocaps) : 4 par jour.

CE QU'IL FAUT SAVOIR

- Évitez sucres et farineux au même repas.
- Attention au tabagisme, évitez les confitures, le café, le thé, le chocolat, le cola, l'alcool et le vin.
- Bain chaud le soir.
- Surveillez votre foie.
- Surveillez la constipation et pensez aux plantes laxatives avec la Tisane de Santé de Homéocan.
- Plantes pour les voies respiratoires: cerisier, aubépine, thym, romarin et menthe.

COMPLEXES HOMÉOPATHIQUES

- Bronchite aiguë: L52. Taux et rhume en gouttes ou en granules.
- Bronchite chronique: L40 Échinacée.

C'est l'inflammation douloureuse de la bourse séreuse d'une articulation (épaule, coude, hanche, genoux). De plus, il y a parfois blocage de l'articulation et présence de calcifications.

CONSEILS

- Griffe du Diable (Phytocaps) : 2 capsules, 3 fois par jour.
- Rexorubia : 1 cuillère à soupe dans de l'eau avant les repas.
- Arnica et crème: pour masser les zones douloureuses. Il faudrait sans doute vérifier le PH urinaire. Voir Alcabase, un complexe de minéraux pour rétablir la forme.

CE QU'IL FAUT SAVOIR

- Surveillez votre foie.
- Évitez les aliments acides.
- Attention aux sucreries, café, thé, chocolat, cola, etc.
- Surveillez la constipation.
- Bain chaud le soir.

Cette maladie est provoquée par le dépôt de cristaux de cholestérol qui, normalement, se dissolvent dans la bile. C'est une maladie fréquente mais, heureusement, bénigne dans la majorité des cas.

COMMENT VOUS SENTEZ-VOUS?

- Cette maladie présente des douleurs localisées sous le rebord des côtes à droite. D'une simple impression de lourdeur, elle peut dégénérer en colique hépatique. Ces douleurs qui peuvent s'étendre jusqu'à l'épaule droite se présentent souvent après l'absorption de graisses ou d'alcool.
- Elles peuvent être accompagnées de migraines, de constipation, d'éblouissements et de vomissements de nourriture ou de bile. Le diagnostic de cette maladie ne peut être confirmé que par une échographie de la vésicule.

CONSEILS

- Si vous avez des tendances à grossir et que vous avez une impression de fatigue générale, que votre foie est gros, sensible, douloureux et que vous transpirez beaucoup surtout au niveau de la tête, prenez Calcarea carbonica.
- Pour des personnes grandes et minces qui ressentent des brûlures du tube digestif avec une grande envie d'eau froide, et qui ont facilement des saignements de nez et de gencives, prenez Phosphorus.
- Si votre foie est douloureux et qu'il vous est impossible de vous coucher du côté gauche, si votre langue est chargée, si vous êtes corpulent au-dessous de la ceinture et que vous êtes très sensible à l'humidité, prenez Natrum sulfuricum.

- Si vous êtes un sédentaire au thorax étroit et que votre ventre est souvent distendu et mou après les repas, si vous ressentez des douleurs dans la région du foie et qu'il vous est impossible de vous coucher du côté droit, prenez Lycopodium.
- Vous êtes un gros mangeur et vous avez des problèmes de poids. De plus, vous avez des troubles au niveau des organes d'élimination comme les reins, le foie et la vésicule, prenez Berberis.
- Vous êtes fatigué, vous ne supportez pas le bruit, la lumière, les odeurs et le toucher. Tout ce que vous mangez a un goût amer et se transforme en gaz. Vous souffrez de ballonnements extrêmes après les repas, prenez China.

Utilisées à raison de 3 granules 3 fois par jour en 200K. Ces substances homéopathiques peuvent permettre d'éviter l'apparition des problèmes liés aux calculs.

CE QU'IL FAUT SAVOIR

- Il faut évidemment adopter un régime sévère qui élimine toutes les graisses et les alcools. Le calcul est formé de cholestérol, d'où la nécessité d'éviter les graisses.
- Le calcul est attribuable au mauvais fonctionnement du foie et de la vésicule. Il faut donc penser à les traiter en profondeur.
- Les sels contenus dans la bile peuvent servir à éliminer un calcul si celui-ci ne se voit pas à la radiographie. Mais ce traitement doit se faire sur une longue période et nécessite un bon suivi.
- L'opération de la vésicule est déconseillée car elle amène d'autres complications. Voir votre médecin.

MES PETITES RECETTES

- Si vous êtes frappé par une crise, il faut vous mettre immédiatement à la diète, ne boire que des tisanes sucrées et garder le lit et consulter votre médecin..

- Les plantes particulièrement efficaces sont l'aubier de tilleul sauvage, le Chrysantellum americana, la bardane, la fume-terre, l'artichaut et le pissenlit. La Chrysantellum americana est particulièrement intéressante car elle agit à la fois sur la bile et sur le taux de cholestérol du sang.
- Produits naturels conseillés : Digestion L114 à base de Chardon-marie..

La cellulite est une infiltration du tissu cellulaire interstitiel par des empâtements, des épaississements, des indurations ou des nodosités perceptibles à la palpation et pouvant déterminer des troubles multiples dont le plus important est la douleur.

CE QU'IL FAUT SAVOIR

- Elle siège aussi bien à la nuque qu'aux bras, sur le tronc ou les membres inférieurs, dans les muscles et les synoviales. On peut dire que toute peau qui est douloureuse quand on la pince est plus ou moins farcie de cellulite.
- Il est souvent possible de diagnostiquer la cellulite sans pincer la peau. Aux fesses et aux cuisses, ces saillies peuvent former de véritables bourrelets. Aux jambes, la cellulite peut créer des plaques rouges et violettes. Elle peut même infiltrer massive-ment toute la région des chevilles, jusqu'à transformer les membres inférieurs en de véritables «poteaux». On peut dire que la cause dominante est une baisse des pouvoirs élimina-teurs des reins, de la peau et des muqueuses.

CONSEILS

- Attention à l'alimentation mal comprise, mal équilibrée, trop carnée, trop copieuse, à la sédentarité et à toutes les autres fautes d'hygiène qui usent prématurément l'organisme. Le traitement sera local et général.

MES PETITES RECETTES

- Crème Amincogel: matin et soir.
  Cette crème, préparée avec des extraits de plantes connues pour leur action synergique sur le métabolisme cellulaire, ac-tive l'élimination des manifestations disgracieuses imputables à l'obésité. L'excipient non gras permet de véhiculer les extraits

végétaux aux couches profondes de l'épiderme. Leur association judicieuse fait disparaître tous les signes de la surcharge pondérale.

- Pour la culotte de cheval et les bourrelets, l'utilisation régulière de cette crème permet de retrouver une ligne harmonieuse et svelte. Le duo Silhouette vous aidera à obtenir les résultats désirés
- Oligocan Zinc-Nickel-Cobalt: aide à stimuler le métabolisme, donc à éliminer. Les granules Minceur aident à couper la faim. S'il y a constipation, penser à Depuratum.

CE QU'IL FAUT SAVOIR

- Les causes de la calvitie sont nombreuses, mais inexplicables. Les remèdes existent... La phytothérapie et les vitamines sont une autre alternative.
- Le mécanisme induisant la croissance du cheveu est mal connu. Les facteurs hormonaux ainsi que les vitamines et oligo-éléments jouent un rôle important dans la repousse. Le cheveu s'allonge de 0,3 mm par jour. Ensuite, il tombe et est remplacé à nouveau. Le processus prend de 2 à 6 ans.
- La chute des cheveux est précédée de séborrhée. À l'âge de 16-18 ans, le cuir chevelu sécrète le sébum, un corps gras.
- Cuir chevelu gras, shampooings répétés, facteurs héréditaires nous font accourir chez le dermatologue.
- Le cheveu est programmé pour une vie durant. Si l'alopécie débute avant l'âge de 20 ans, on peut devenir chauve en 10 ou 15 ans. Si à 30 ans on a conservé la moitié de sa chevelure, on ne deviendra jamais complètement chauve.

CONSEILS

Les soins capillaires sont d'une importance capitale.

- L'ortie, qui contient de la lécithine, favorise la croissance des cheveux, entrave leur chute et débarrasse le cuir chevelu de ses pellicules.
- La sève du bouleau, connue des anciens contre la chute des cheveux, a été confirmée comme efficace par la science moderne.
- La bardane tonifie le cuir chevelu, enraye aussi la chute des cheveux et élimine les pellicules.
- L'arnica stimule la circulation du sang et dilate les vaisseaux, ce qui permet une meilleure alimentation du cuir chevelu.

- La vitamine B est un aliment naturel de la cellule du cuir chevelu.
- Le soufre a une profonde action de revitalisation et de nettoyage.

Les dernières substances énumérées se retrouvent individuellement, mais leur action conjuguée dans la Lotion capillaire Ortilène et le Shampooing à l'Ortilène vise surtout à empêcher la chute des cheveux et à en favoriser la repousse. La Lotion capillaire Ortilène aide à éliminer les pellicules: elle agit contre la séborrhée et les démangeaisons, provoque la revitalisation des cellules épidermiques et maintient un bon état de santé des cheveux. Il y a aussi une préparation naturelle à base de Omega-6 et de vitamine E, «Capillaid», qui aide à prévenir la chute des cheveux.

Dans nos sociétés modernes, de nombreuses maladies cardio-vasculaires sont attribuables à une alimentation trop riche qui fait augmenter les lipides du sang.

COMMENT VOUS SENTEZ-VOUS?

- Il est difficile de détecter l'augmentation des graisses dans le sang mais les maux de tête, les pertes de mémoire, les bourdonnements d'oreilles, les troubles de la vue sont des signes annonciateurs du cholestérol. Le diagnostic n'est confirmé que par des analyses sanguines en dosant le cholestérol et les triglycérides.
- Il y a du bon et du mauvais cholestérol. Le bon est appelé cholestérol HDL et empêche les dépôts, tandis que le mauvais, le cholestérol LDL, se dépose dans les artères et les bouche petit à petit.
- Les triglycérides sont une autre forme de graisse. L'organisme emmagasine sous cette forme les glucides consommés en excès. On retrouve les glucides dans les sucreries, les féculents et les alcools.
- Il existe des cas plus rares d'augmentation des graisses chez des personnes qui suivent des régimes pourtant stricts. Cette fabrication anormale de graisses relève de maladies congénitales.

CONSEILS

- Un verre d'eau chaude et de jus de 1 citron, le matin à jeun. Chrysanthellum de Phytocaps aide à bien contrôler le cholestérol et complète bien la médication prescrite. Renseignez vous sur Shiitake de Phytocaps. Un champignon tout indiqué.

CE QU'IL FAUT SAVOIR

- Le problème du cholestérol est causé essentiellement par une alimentation déficiente. Nous mangeons mal et nous mangeons trop; par conséquent, beaucoup de personnes souffrent d'obésité. Il est indispensable de maintenir un poids normal, de réduire ou d'arrêter la consommation de graisses et de sucres.
- Évitez les huiles de friture et utilisez les graisses végétales qui sont préférables aux graisses animales. Ces dernières apportent des graisses dites saturées qui provoquent le mauvais cholestérol, tandis que les graisses végétales apportent des graisses insaturées qui donnent du bon cholestérol.
- Vous pouvez consommer des légumes frais à volonté mais évitez les légumes secs. Quant aux fruits, consommez ceux qui sont le moins sucrés et évitez également les fruits secs.

MES PETITES RECETTES

- Surveillez votre alimentation. C'est primordial.
- Les plantes qui permettent de protéger les artères sont l'ail (pensez à l'Ail lyophilisé), l'oignon, l'ananas, avec Sclerocalline.
- Complexes homéopathiques: L114 de Homéocan et L112: Cholesterol. Complexe de Homéocan.
- Oligo-éléments: Chrome Oligocan et Sélénium Oligocan.

C'est une complication d'un calcul de la vésicule biliaire.

COMMENT VOUS SENTEZ-VOUS?

- Les personnes atteintes souffrent déjà de calculs et les crises se manifestent après un repas trop riche en alcools ou en graisses, ou même après une contrariété. Le calcul est alors chassé dans le canal cholédoque et c'est la colique hépatique.
- C'est alors la crise. Au beau milieu de la nuit, le patient subit des douleurs violentes qui s'étendent jusqu'à l'épaule et elles s'accompagnent de nausées et parfois de vomissements. Le malade essaie de rester immobile jusqu'à la fin de la crise qui dure quelques heures. S'il y a élimination du calcul, la crise cesse.
- Par contre, si l'organisme ne réussit pas à l'éliminer, la bile ne peut plus s'écouler normalement et c'est la jaunisse qui nécessite l'hospitalisation.
- Si, dans un troisième temps, la bile ne s'écoule plus et s'infecte, de fortes fièvres vont alors apparaître. C'est la cholécystite aiguë qui exige un traitement d'urgence.

CONSEILS

- Si les douleurs au foie sont aiguës, qu'elles s'aggravent par le moindre mouvement et que la seule façon de les atténuer est d'exercer une forte pression sur le ventre, prenez Bryonia.
- Si les douleurs sont violentes au niveau du foie et des reins, que les urines sont fréquentes et troubles, que les malaises s'aggravent par le mouvement et la pression, prenez Berberis.
- Si les douleurs du foie et de l'angle de l'omoplate droite s'aggravent par tout mouvement ou toute pression mais qu'elles s'atténuent par la chaleur et les boissons chaudes, prenez Chelidonium.

- Si les douleurs se manifestent comme une plaie superficielle dans la région du foie, que vous êtes très assoiffé et dans un état de fatigue et d'irritabilité, prenez China.
- Si les douleurs sont vives au point que le patient se tord, qu'elles reviennent par paroxysmes réguliers, qu'elles s'aggravent si le patient se plie en deux et qu'elles s'atténuent s'il se penche vers l'arrière, prenez Dioscorea.
- Si les douleurs sont aiguës et intenses au point de vous plier en deux, que votre ventre est ballonné et douloureux, et que la chaleur ou la pression vous apporte une certaine amélioration, prenez Colocynthis.

Tous ces remèdes doivent être pris en 6K, 5 granules toutes les 15 minutes. Espacez selon l'amélioration.

CE QU'IL FAUT SAVOIR

- Si vous avez un calcul, il faut vite vous mettre au régime et, en cas de crise, c'est le repos absolu au lit. Une bouillotte chaude pourra calmer les douleurs. Si elles persistent, il vaut mieux consulter d'urgence.

MES PETITES RECETTES

- Buvez tous les jours une tisane faite à base de lavande, de thym et de menthe, ou prenez la Tisane Hépatoflorine.
- Après une crise aiguë, prenez L113: Fel tauri, 1 comprimé matin et soir; la Tisane Hépatoflorine en infusion deux fois par jour.
- Pour éviter de nouvelles crises, prenez Billerol : 2 comprimés par jour avant les repas, Sepia biliaire 7CH et Cholesterinum 7CH: 5 granules une fois par jour de chaque.

C'est un calcul (pierre) qui s'est formé dans un rein et qui descend dans les voies urinaires provoquant une crise très douloureuse.

COMMENT VOUS SENTEZ-VOUS?

- Si vous avez un calcul, la colique néphrétique peut survenir à la suite de secousses répétitives survenues sur une moto ou dans un train. Les douleurs sont très violentes et vont de la fosse lombaire jusqu'aux organes génitaux et le haut des cuisses. Les douleurs sont tellement fortes qu'elles obligent le patient à bouger sans cesse. Elles peuvent disparaître si une ou plusieurs pierres sont éliminées dans les urines.
- Parmi les symptômes d'une colique, mentionnons des difficultés à uriner, des urines troubles et même saignantes, de la fièvre laissant supposer une infection urinaire; et dans les jours précédant la crise, il peut y avoir eu une transpiration ou une diarrhée abondantes réduisant ainsi le volume des urines.

CONSEILS

L'Homéopathie peut traiter la crise elle-même, mais elle peut aussi en prévenir d'autres. Pendant la crise, les substances suivantes sont recommandées:

- Sarsaparilla 30K, si les douleurs se manifestent du côté droit, si les urines sont rares, s'il y a dépôt de sable blanc et si le patient ne peut uriner que debout.
- Pareira brava 30K, si les douleurs sont violentes et si le patient a des envies constantes mais qu'il doit faire de gros efforts pour uriner. Il doit même se mettre à genoux pour ne laisser échapper finalement que quelques gouttes.
- Berberis 6K, si les douleurs se manifestent plutôt du côté gauche, si les urines sont troubles, blanchâtres ou rouges, et si

le patient a de violents désirs d'uriner mais que les douleurs sont fortes en le faisant.

Ces trois substances doivent être prises en 6K à tous les quarts d'heure, puis on espace au rythme de l'amélioration.

Lorsque la crise est passée, le patient peut prendre les substances suivantes pour éviter la réapparition de calculs. Celles-ci seront prises en 200K à raison de 5 granules par jour.
- Pour un calcul d'acide oxalique, prendre Oxalicum acidum.
- Pour un calcul phosphatique, prendre Calcarea phos. et Phosphoric acid.
- Pour un calcul d'acide urique, prendre Sulfur, Collubrina, Lycopodium et Calcarea carbonica.

CE QU'IL FAUT SAVOIR

- En cas de crise violente, il faut appeler rapidement un médecin, garder le lit, boire beaucoup et mettre des bouillottes. Il faut surveiller et filtrer les urines pour récupérer la pierre et permettre ainsi son analyse. Après la crise, il faut passer des examens complets avec analyses et radiographies.
- Il faut adopter un régime alimentaire en fonction de la nature du calcul. L'analyse des pierres permet de déterminer s'il s'agit d'un calcul d'acide urique, d'acide phosphatique ou d'acide oxalique.
- Pour éviter les rechutes, il est conseillé de boire beaucoup d'eau peu minéralisée. Boire avant de se coucher et au moins une fois durant la nuit.

MES PETITES RECETTES

- Les bains chauds salés peuvent calmer les douleurs.
- Dans les cas de calculs phosphatiques, il faut acidifier les urines. Les patients doivent éviter les aliments riches en

phosphore comme les céréales, les poissons, le soja, le cacao, les pois secs, les jaunes d'oeufs, les amandes et les fromages bleus.

- Pour les calculs oxaliques, il faut éviter les aliments riches en calcium comme le lait, les fromages, les olives, la chicorée, le cresson, les amandes, les noix et les noisettes. Il faut aussi éliminer les épinards, les tomates, les concombres, les endives, la rhubarbe, l'oseille, le thé, le café et le chocolat.
- Dans les cas de calculs d'acide urique, il faut alcaliniser les urines. Il faut éliminer les fruits de mer, les charcuteries, les abats, les choux, les épinards, l'oseille, les fromages fermentés et le vin blanc.
- Plantes utilisées: le bouleau, l'alchémille, la reine des prés, le frêne, la prêle et le cassis. Pensez aussi à la Tisane Urotisan au Berberis, buvez-en 2 fois par jour.
- Complexe homéopathique: L3: Rubia.

LA COLITE

Ne pas confondre colique et colite. Celle-ci est une irritation du côlon. Cette maladie est aussi désignée sous les noms de colite spasmodique ou côlon irritable.

COMMENT VOUS SENTEZ-VOUS?

- On pourra diagnostiquer une colite si votre état présente une association des signes suivants: si vous souffrez de ballonnements sur une partie ou sur l'ensemble du ventre; si vous subissez en alternance des diarrhées et des constipations, ces dernières étant souvent accompagnées de maux à la droite du bas-ventre; si vos selles sont molles et pâteuses; si vous avez des migraines ou des gargouillis traduisant des spasmes du côlon; si vous avez des douleurs permanentes ou non, et de différentes intensités, sur la projection du côlon.
- Les causes de cette maladie sont nombreuses et attribuables au stress, à l'usage de certains médicaments, à des séquelles d'opérations chirurgicales à l'abdomen, à des maladies parasitaires, à des malformations du côlon ou à un déséquilibre de la flore intestinale.

CONSEILS

- Le ventre est ballonné et douloureux, vous avez des gargouillis (borborygmes) et des diarrhées avec gaz; tous les aliments semblent amers et vous ne supportez pas le lait et les fruits. Nous recommandons China.
- Après vos repas, vos malaises se manifestent par des flatulences et de la somnolence. Vous avez des coliques et des constipations qui provoquent des besoins urgents, mais sans soulagement. Nous conseillons Collubrina.
- De violentes coliques vous assaillent, vous avez le hoquet, des gaz, des rots et des flatulences. Prenez Dioscorea villosa.

- Votre ventre est ballonné et vous sentez des lourdeurs au rectum et au bas-ventre, vous émettez des gaz brûlants et vous avez des besoins constants d'aller à la selle. Ceux-ci sont suivis de transpirations et de faiblesses. Nous conseillons Aloe.
- Vous avez des diarrhées, votre ventre est gonflé au-dessus du nombril et vos douleurs s'étendent jusqu'à la poitrine. Prenez Carbo vegetabilis.
- Votre abdomen est distendu, des diarrhées et des douleurs violentes vous obligent à vous plier en deux. Prenez Colocynthis.

Tous ces remèdes doivent être pris en 30K, 5 granules 2 fois par jour.

CE QU'IL FAUT SAVOIR

- Si vous êtes souvent sujet à des colites, il vaut mieux passer des examens complets avec analyses du sang et des selles, radiographies et coloscopies. Il faudra peut-être soigner votre vésicule biliaire, mais il faut surtout apprendre à vous détendre et vous astreindre à un régime alimentaire sans résidus.
- Vous devez éviter de consommer des crudités, toutes les variétés de choux, les légumes secs, les fruits verts, le pain frais, les pâtisseries grasses, les nouilles, les pruneaux, les oranges, les noix, les frites, les croustilles et la purée de pommes de terre. Pour ce qui est des viandes, vous devez renoncer à tout ce qui est gras, aux plats en sauce, aux abats, à la charcuterie, au gibier et aux escargots. Vous ne pouvez boire de lait frais, de café, de boissons gazeuses, d'alcool, de vins blancs et rosés. Évitez également les oeufs frits, les conserves à l'huile et les poissons gras.
- Dans les aliments qui vous sont recommandés, dans la catégorie des légumes, il y a les carottes, les betteraves, les haricots verts et les pommes de terre cuites à la vapeur. Vous devez cuire toutes les crudités et les salades. Les fruits que vous consommez doivent être très mûrs, cuits, confits ou en jus. Vous

devez opter pour les biscottes de préférence au pain, et si vous ne pouvez vous en passer, il doit être rassis ou grillé. Quant aux pâtisseries, elles doivent être sèches. Vos nouilles doivent être cuites à l'eau, les oeufs, à la coque et les poissons, au four. Vous avez droit aux viandes maigres grillées ou rôties, au jambon cuit, aux mollusques et aux crustacés. Vous pouvez boire des eaux plates, du thé, des tisanes, du lait en poudre ou écrémé et du vin rouge, mais très modérément.

MES PETITES RECETTES

- Pour calmer vos douleurs au ventre, chauffez dans une poêle une cuillère à soupe de gros sel, placez-le en boule dans un mouchoir et massez votre nombril aussi longtemps que le sel reste chaud.
- Deux fois par jour, consommez une cuillère à thé d'argile blanche dans un verre d'eau. Elle agira comme pansement intestinal. On peut également se faire des cataplasmes sur le ventre avec de l'argile verte.
- Plusieurs plantes peuvent vous venir en aide. Pour la nervosité: l'escholtzia, l'aubépine. Pour l'aérophagie: le fenouil et la menthe. Pour les spasmes: la valériane, la réglisse, le mélilot, la passiflore, le lotier et le tilleul.
- Complexe homéopathique: L96: Basilicum.
- Consultez votre médecin.

LA CONSTIPATION

La diminution de la fréquence ou de la quantité des selles peut être à l'origine de douleurs ou de malaises au bas du ventre. Ne pas aller à la selle pendant trois jours peut être normal, ce sont les douleurs qui sont les signes de la constipation.

CONSEILS

En Homéopathie, on procède toujours à un traitement de fond avec des substances comme Sepia, Silica, Lycopodium, Collubrina, Calcarea carbonica. Les suggestions qui suivent peuvent vous soulager temporairement.

- Thebaicum est recommandé pour les personnes âgées ayant subi des opérations abdominales qui souffrent de constipation. Il l'est aussi pour ceux dont les selles sont noires, sèches et en forme de billes dures.

- Platina est suggéré aux personnes qui souffrent souvent de constipation en voyage. Lorsqu'elles ont besoin d'aller à la selle, l'expulsion est difficile.

- Plumbum est efficace pour les personnes dont les selles ont la forme de crottes de mouton. Elles ont souvent de faux besoins urgents, l'évacuation est difficile et des spasmes douloureux peuvent se produire à l'anus.

- Alumina est indiqué pour les personnes âgées dont les selles sont grosses et dures, et qui exigent de gros efforts d'évacuation. Les personnes atteintes ont souvent peu d'appétit et n'aiment pas la viande.

- Bryonia soulage la constipation qui présente des douleurs au ventre, lesquelles s'accentuent au moindre geste. Les selles sont dures, noires et sèches. Les personnes atteintes ont souvent la bouche sèche et une envie forte de boire de l'eau froide.

- Hydrastis est recommandé aux personnes qui souffrent de constipation parce qu'elles ont abusé de laxatifs. Les selles sont dures, petites et en morceaux.

Tous ces remèdes doivent être pris en 6K, 5 granules 2 fois par jour.

CE QU'IL FAUT SAVOIR

- Évitez les abus de laxatifs; utilisez des laxatifs doux comme le son, l'huile de paraffine et les mucilages. L'usage constant de laxatifs entretient la constipation et peut causer des irritations au côlon ou des diarrhées.
- Si vous êtes sujet à la constipation, il vous est recommandé de ne pas manger trop épicé, d'avoir une activité physique régulière et de toujours aller à la selle à la même heure dans un moment calme de votre journée. Buvez deux litres d'eau par jour et prenez du magnésium.
- Après une constipation, absorbez des fibres végétales, mangez des légumes verts, des fruits et du son de blé.
- Attention aux médicaments: la codéine, les tranquillisants et les antalgiques peuvent causer de la constipation.
- Il vaut mieux consulter si vous êtes sujet à de nombreuses constipations ou si celles-ci se prolongent indûment.

MES PETITES RECETTES

- Consommez du son, en plus de prévenir, il diminue le cholestérol.
- L'huile de paraffine permet de lubrifier les selles mais attention, car son usage prolongé diminue l'absorption des vitamines A, D, E, K.
- Vous pouvez prendre des levures biologiques qui équilibrent la flore intestinale en plus de fournir de la vitamine B. La levure au pollen est extraordinaire.

- Le radis noir, le souci, la bourdaine, le boldo, la rhubarbe et le tamarin sont des plantes efficaces contre la constipation. Elles s'utilisent en teintures mères (T.M.).
- Complexes homéopathiques: Dragées Végétales REX: 1 gélule par jour. L.106 Constipation à prendre au coucher. Une préparation toute naturelle.

LA COUPEROSE

C'est la congestion du visage accompagnée d'une dilatation des vaisseaux sanguins cutanés formant des taches. Il y a alors des éruptions de boutons qui se transforment en pustules.

CONSEILS

- En traitement interne: Depuratum de Homéocan, 2 capsules au coucher, c'est la cure de désintoxication par excellence.
- En traitement externe: application matin et soir de l'eau d'hamamélis suivie de la Crème Hamamélis Lehning.
- Pour un traitement complet, vous pouvez aussi prendre Hamamelis en granules.

CE QU'IL FAUT SAVOIR

- Les masques d'argile peuvent aider grandement.
- Bain chaud le soir.
- Supprimez les sucreries et les aliments gras.
- Surveillez la constipation; évitez le chocolat, le café, le thé, les charcuteries, le vin et l'alcool; manger les fruits vers 17 heures.
- Surveillez votre foie.
- Cataplasme avec un mélange de tilleul, pensée sauvage, souci et camomille.

Ce sont des contractions douloureuses, involontaires et passagères de certains muscles.

COMMENT VOUS SENTEZ-VOUS?

- Certaines crampes se produisent la nuit en plein sommeil dans votre pied ou vos mollets. Elles n'ont aucune cause décelable.
- Les femmes enceintes pourront être plus sujettes à des crampes, de même celles qui suivent certains traitements médicamenteux, comme les diurétiques.
- Si un groupe musculaire est trop sollicité lors d'un exercice ou d'un travail, des crampes peuvent se produire. On parlera de crampes d'effort.
- D'autres types de crampes sont imputables à des maladies des muscles, des nerfs, des artères et des veines. Elles peuvent survenir lors d'efforts modérés, ou même spontanément.

CONSEILS

Il faut d'abord prendre Cuprum metallicum avant d'utiliser les autres substances suggérées selon le type de crampes.

- Pour les crampes nocturnes dans les mollets, avec aggravation par froid humide, prenez Veratrum album.
- Pour les crampes qui se produisent la nuit dans les membres et qui peuvent être soulagées par de la chaleur, des flexions ou des pressions, prenez Colocynthis.
- Pour ce qu'on appelle souvent les crampes des écrivains et qui se caractérisent aussi par des spasmes ou des tremblements des mains, on doit prendre Magnesia phosphorica.
- Pour ceux qui ont souvent un pied chaud et l'autre froid, qui subissent la nuit de brusques secousses dans les jambes, nous recommandons Lycopodium.
- Pour ceux qui subissent des crampes dans les mollets, les

talons et la plante des pieds, qui ressentent des brûlures dans les pieds au point de vouloir les sortir du lit ou de les mettre dans un endroit frais, nous suggérons le Sulfur.

Pour tous ces remèdes, prendre 5 granules matin et soir en 6K.

CE QU'IL FAUT SAVOIR
- Votre foie, surtout s'il est paresseux, peut être responsable de ces crampes.
- Il vaut mieux bien se réchauffer avant un effort car un muscle mal oxygéné peut subir une crampe.
- Les crampes peuvent être attribuables à une carence ou à un déséquilibre des sels minéraux. Vérifiez votre taux de calcium, de potassium, de magnésium et de cuivre, et remédiez à vos carences s'il y a lieu.
- Il est recommandé de prendre des vitamines, B_6 (chez la femme qui prend des contraceptifs oraux) et B_1, B_6, B_{12} (en cas d'abus d'alcool).

MES PETITES RECETTES
- Pour les crampes du mollet et du pied, vérifiez si votre pied n'est pas creux et consultez un spécialiste s'il y a lieu.
- Pour atténuer une crampe à un mollet, étirez les muscles en tirant sur l'extrémité du pied, et tenez cette position jusqu'à ce qu'elle diminue.
- Les chaussures trop plates ou les talons aiguilles sont à éviter.
- Complexe homéopathique: 2 comprimés de Biomag matin et soir.
- Oligo-éléments: Magnésium Oligocan .

Ces brûlures sont attribuables à une infection des voies urinaires basses (la vessie et l'urètre)

COMMENT VOUS SENTEZ-VOUS?

- On diagnostiquera une cystite si les douleurs se situent au bas-ventre et si elles se présentent avant, pendant ou après avoir uriné; si vos envies sont fréquentes et si vos urines sont troubles et même sanglantes. Il pourra également y avoir de la fièvre et des frissons. Une analyse des urines pourra confirmer le diagnostic.
- Il vaut mieux consulter rapidement si vous faites des cystites répétées, si votre état général est mauvais, si vous avez de la fièvre ou des douleurs lombaires, ou encore si vous avez des malformations des voies urinaires.

CONSEILS

Selon les symptômes, la localisation des douleurs et le type de miction, les substances homéopathiques suivantes sont recommandées:

- Si après avoir uriné, vous avez des douleurs très fortes, si vos mictions sont fréquentes mais peu abondantes et si votre urètre est hypersensible, prenez Cannabis sativa.
- Si vos besoins d'uriner sont très fréquents, si vos urines sont troubles et si vous avez des douleurs brûlantes de la vessie, prenez Mercurius corrosivus.
- Si vous souffrez de fatigue extrême autant sur le plan physique que sur le plan mental et que le colibacille est en cause, prenez Colibacillinum 200K (5 granules une fois par jour pendant une semaine).
- Si vous souffrez de brûlures pendant et après la miction et que le jet est long à venir en plus d'être souvent interrompu, prenez Clematis erecta.

- Si pendant et après avoir uriné vous avez des douleurs brûlantes et coupantes, si vous avez des besoins fréquents mais peu abondants et si vos mictions sont faibles et parfois sanglantes, prenez Cantharis.
- Après tous les cas de crise aiguë, prenez Hepar sulfur en plus d'un autre remède suggéré, selon les symptômes.

Tous ces remèdes doivent être pris en 30K, 5 granules de 3 à 6 fois par jour.

CE QU'IL FAUT SAVOIR
- Il faut à tout prix éviter la constipation et prendre un laxatif si nécessaire. Évitez de vous baigner dans des eaux polluées ou douteuses. Évitez les vêtements trop serrés, les collants et portez des sous-vêtements en coton.
- Il faut veiller à l'équilibre de la flore intestinale en évitant les changements de régime et les antibiotiques.
- Les femmes doivent éviter d'ensemencer les voies génitales par des germes fécaux en prenant toujours soin de s'essuyer de l'avant vers l'arrière après les selles.

MES PETITES RECETTES
- Les capsules de Phytocaps Sauge peuvent agir comme désinfectant urinaire. Prendre 1 gélule 4 fois par jour.
- Les autres plantes actives pour traiter une cystite sont le lierre, la prêle et la piloselle.
- Il faut boire et réensemencer la flore intestinale. On peut également acidifier les urines en consommant un jus de citron par jour.
- Complexe homéopathique: L9: Uva Ursi .

Ces selles liquides et fréquentes ont des causes diverses: troubles de sécrétions digestives, intoxications et infections.

COMMENT VOUS SENTEZ-VOUS?

On distingue 4 types de diarrhées:

- A. Les diarrhées fonctionnelles

  Elles se présentent après les repas et contiennent des aliments non digérés. Après des périodes de calme surviennent les diarrhées. Celles-ci sont dues au stress, à des émotions fortes ou à l'absorption d'aliments que l'organisme tolère mal.

- B. Les fausses diarrhées

  Très fréquentes chez les constipés qui abusent des laxatifs, les selles ne sont pas plus nombreuses ni plus abondantes mais leur évacuation est plus fréquente. Après élimination d'un bouchon de selles dures, il y a émission de matières très diluées et de gaz. Ces diarrhées sont traitées comme des constipations.

- C. Les diarrhées infectieuses

  Attribuables à des germes ou à des parasites, elles peuvent aussi se présenter après l'absorption d'antibiotiques. Mis à part le Candida, on trouve d'autres germes comme les staphylocoques et les streptocoques qui sont responsables de ces infections.

- D. Les diarrhées attribuables aux antibiotiques

  Les antibiotiques détruisent la flore intestinale et provoquent ainsi son déséquilibre. Des germes plus résistants et des champignons vont alors se développer et des toxines microbiennes vont se libérer.

CONSEILS

Les traitements homéopathiques pour les diarrhées sont les suivants:

- Si vos diarrhées sont verdâtres, que vos selles sont éclaboussantes et qu'elles s'accompagnent de gaz bruyants, prenez Argentum nitricum.
- Si, avant vos diarrhées, vous subissez des gargouillis et des douleurs; si vos selles sont jaunâtres et évacuées en jets et qu'elles sont suivies d'une impression de faiblesse générale, prenez Podophyllum. Les gens atteints de ces diarrhées abondantes ressentent des soulagements à la chaleur et en étant couchés sur le ventre.
- Si vos diarrhées se produisent en période de chaleur ou après des écarts de régime, si elles se présentent comme de l'eau mêlée de matières solides et si elles s'accompagnent d'éructations, prenez Antimonium crudum.
- Si vos diarrhées ne sont ni douloureuses ni épuisantes, qu'elles sont aqueuses, blanchâtres et sans odeur, prenez Phosphoricum acidum.
- Si les diarrhées se produisent après avoir mangé ou bu, qu'elles s'accompagnent de gaz brûlants et irritants, prenez Aloe.
- Si les diarrhées sont abondantes, qu'elles s'accompagnent de crampes, de sueurs froides et qu'elles vous laissent dans un grand état de fatigue, prenez Veratrum album.
- Si les diarrhées se présentent surtout après avoir mangé des fruits, que tout votre ventre est gonflé et que vos selles jaunâtres contiennent des aliments non digérés, prenez China. Ces diarrhées ne sont pas douloureuses.
- Si vos diarrhées sont douloureuses, qu'elles s'accompagnent de nausées ou de vomissements et que les selles sont verdâtres, écumeuses ou visqueuses, prenez Ipeca.
- Si vous avez pris des antibiotiques et que vos diarrhées se produisent après l'absorption du moindre aliment ou boisson, prenez Croton. Ces diarrhées sont aqueuses, jaunes et expulsées en jets.

Tous ces traitements doivent être pris en 6K, 5 granules après chaque selle.

CE QU'IL FAUT SAVOIR

- Si une diarrhée persiste au-delà de 10 jours, il vaut mieux aller voir un médecin.
- Lors de diarrhées, surveillez la déshydratation, surtout chez les personnes âgées ou les nourrissons. Consommez des potages de légumes pour compenser la perte de sels minéraux et d'eau.
- Rappelez-vous que l'équilibre de la flore intestinale est fragile et qu'il peut être rompu par les antibiotiques ou lors de changements brutaux causés par des régimes alimentaires ou des voyages. Tous connaissent les effets de la turista.
- Si un nourrisson subit de trop nombreuses diarrhées, il vaudrait mieux revoir son alimentation.
- Si vous subissez une infection intestinale, rappelez-vous que les toxines sécrétées par un microbe persistent même après sa disparition et qu'il vaut mieux consulter pour procéder à un bon «nettoyage».

MES PETITES RECETTES

- La bouillie de riz, la soupe de carotte et l'argile sont des traitements efficaces contre les diarrhées.
- Pour la bouillie de riz, on fait brunir dans une poêle à sec une cuillère à soupe de riz qu'on fait ensuite bouillir dans un litre d'eau. Faites réduire le tout pour remplir un bol, et prenez-en 2 ou 3 fois par jour, jusqu'à amélioration.
- Quant à l'argile, on la consomme plusieurs fois par jour. Mettre une cuillère à thé dans un verre d'eau. L'argile absorbe les toxines présentes dans l'intestin.
- Complexe homéopathique: L107: China.

DOS (Maux de)

S'il est un mal dont l'homme moderne se plaint c'est bien des problèmes de dos. Ceux-ci sont souvent causés par des traumatismes, des déformations ou des maladies inflammatoires.

Il n'est pas facile de bien cerner un mal de dos car la colonne forme un tout et un problème dans une partie précise peut se répercuter dans toutes les régions, qu'elles soient lombaire, dorsale ou cervicale.

COMMENT VOUS SENTEZ-VOUS?

- Si vos douleurs sont dues à des traumatismes ou des déformations, elles apparaissent généralement lorsque vous êtes en mouvement ou que vous faites des efforts.
- Si vos douleurs sont inflammatoires, elles apparaissent le matin pour diminuer pendant le jour et réapparaître la nuit.

CONSEILS

Les remèdes homéopathiques pour les maux de dos sont les mêmes que pour les douleurs rhumatismales. Je les mentionne à nouveau.

- L83: Berberis.
- L1: Arnica pour la douleur en général.
- L10: Natrum carbonicum pour les petits os.
- Urathone dans une tisane arthroflorine est le traitement de fond à faire 20 jours par mois.

CE QU'IL FAUT SAVOIR

- Pour éviter les problèmes de dos, il y a trois petites recettes fort simples: une alimentation saine et riche en calcium, un bon choix d'exercices physiques et une attention constante dans sa façon de se tenir.

- Avoir une alimentation saine, c'est s'assurer d'un poids idéal, d'un apport suffisant en vitamines, en protéines et, surtout, en calcium, car à partir 60-70 ans le squelette ne peut que se décalcifier.
- Il faut aussi prendre soin de ses muscles, leur donner le maximum de souplesse lorsque c'est le temps car, avec l'âge, leur volume diminue et ils raidissent.
- Il faut finalement porter attention à la position de son corps. La façon de s'asseoir, de marcher, de se coucher peut affecter le dos. Si, en plus, on a de légers problèmes, comme un pied creux ou plat, ou un bassin légèrement de travers, il faut se faire traiter.

MES PETITES RECETTES

- Méfiez-vous des tensions psychologiques qui peuvent provoquer des douleurs au dos.
- Le calcium est important. Consommez suffisamment de produits laitiers.
- Une autre façon d'assimiler du calcium est de suivre cette petite recette: deux fois par semaine vous consommez du jus de citron dans lequel vous avez ajouté la coquille d'un oeuf pilé. Après avoir laissé reposer le mélange pendant une heure, vous le filtrez et vous le buvez.
- Rappelez-vous que l'exercice est important mais que certains sports, comme le parachutisme, la moto ou l'équitation, sont mauvais pour votre dos. Par contre, la natation (nage sur le dos), la marche à pied et la bicyclette sont excellentes. Pour assouplir votre dos, les gymnastiques d'étirement sont les plus efficaces.
- N'oubliez pas qu'un bon lit, c'est un sommier dur et un matelas ferme.
- Méfiez-vous également des professions ou des travaux qui mettent davantage à contribution toute la région dorsale. Ils ne vous conviennent peut-être pas.

- En cas de crise, vous pouvez réchauffer la région douloureuse par un bain, de l'air chaud (un séchoir à cheveux) ou encore par un petit sac de toile rempli de son qu'on a passé au four et qu'on applique le plus chaud possible.
- Une combinaison de minéraux multiples, comme Oligocan Arth-A, le matin, et Arth-B, le soir.
- Pour des douleurs brûlantes, massez-vous avec la crème Capsicum +.

Ces douleurs sont localisées au tendon d'un des muscles qui s'attachent sur le coude.

COMMENT VOUS SENTEZ-VOUS?

- Vous jouez au tennis ou vous avez fait un effort et, soudain, une chaleur aiguë apparaît au coude. C'est l'épicondyle qui est atteint. Cette affection qu'on appelle aussi Tennis elbow rend certains gestes douloureux.
- Il devient pénible de serrer la main, de visser, d'ouvrir une porte ou de servir à boire. La douleur peut être ressentie jusqu'au poignet et diminuera au repos et la nuit.

CE QU'IL FAUT SAVOIR

- Le joueur de tennis qui est souvent atteint de l'épicondylite aura avantage à vérifier la qualité de son équipement, à revoir ses techniques de jeu et à diminuer ses efforts. Le marché offre des équipements spéciaux, mais une simple bande enserrant le coude pourra être efficace.
- Les bricoleurs du dimanche doivent se méfier de la manipulation exagérée d'un nouvel outil, surtout s'il est lourd et inadéquat pour la tâche à accomplir.

MES PETITES RECETTES

- Le meilleur traitement d'une tendinite est le repos. Évitez surtout de poursuivre les gestes qui causent la douleur. Dans les cas de tendinites persistantes, une opération sera peut-être nécessaire.
- Pour éviter ces désagréments, rappelez-vous qu'il faut toujours une période de réchauffement avant un exercice violent et qu'un débutant doit y aller de façon progressive.

- Les aimants peuvent vous soulager. En poser un sur le point de douleur maximale.
- Complexes homéopathiques: Urathone et L79: Ranunculus sont des traitements inoffensifs à tenter.
- Prendre des granules Arnica 30K avant de pratiquer un sport et massez-vous avec la crème Arnica +.

Les maux d'estomac sont nombreux, souvent bénins, mais difficiles à diagnostiquer de façon précise. Il vaut mieux consulter s'ils sont fréquents.

COMMENT VOUS SENTEZ-VOUS?

- La simple indigestion est attribuable à un aliment que l'organisme tolère mal et se présente souvent après un repas un peu trop copieux. Les douleurs se situent au creux de l'estomac et s'accompagnent de régurgitations. Heureusement elles disparaissent vite et un bon régime alimentaire les éloigne facilement.
- Les gastrites sont attribuables à des excès d'acidité provoqués souvent par de trop fortes tensions nerveuses. Les personnes atteintes ressentent des brûlures à l'estomac qui se calment par l'absorption de produits laitiers.
- Quant aux ulcères, ils se caractérisent par des crampes et des brûlures qui se présentent régulièrement après les repas. Il faut consulter un médecin car un ulcère peut entraîner des hémorragies ou des perforations de l'estomac. Un ulcère pris à temps se guérit facilement.
- On diagnostique une hernie hiatale quand la douleur se situe au niveau du plexus solaire et que le patient a des régurgitations qui peuvent remonter jusqu'à la gorge. Ces symptômes sont accrus lorsqu'il se penche en avant. D'autres signes, comme des palpitations ou des douleurs cardiaques, peuvent caractériser cette maladie.
- Il y a bien d'autres cas qui peuvent relever de problèmes de dos, d'anxiété ou de crampes attribuables à un manque d'entraînement.
- Il sera essentiel de consulter rapidement si les douleurs sont inhabituelles, surtout s'il y a des vomissements, des saignements, de la fièvre ou de la pâleur.

CONSEILS

- Antimonium crudum est recommandé aux personnes dont la digestion devient difficile après des excès de table. Elles ont des diarrhées, des renvois ayant le goût des aliments consommés et une langue chargée d'un enduit blanc.
- Argentum nitricum est recommandé aux personnes anxieuses et agitées dont les douleurs à l'estomac s'accompagnent de nausées, de vomissements, de régurgitations, de rots bruyants et de ballonnements.
- Kalium bichromicum est recommandé aux personnes qui ressentent des brûlures qui s'étendent de l'estomac jusqu'à la colonne vertébrale. Elles ont des nausées et des lourdeurs après les repas; leur langue est rouge, sèche et d'apparence craquelée. Elles ont envie de bière.
- Collubrina est recommandé aux personnes ayant des brûlures, des nausées et des régurgitations. Leur estomac est sensible et distendu et elles ont envie d'alcool, de mets épicés, de café et de condiments. Leur langue est chargée.
- Graphites est recommandé aux personnes qui subissent des brûlures et des resserrements violents à l'estomac longtemps après les repas. Ces sujets sont souvent constipés, frileux et ont de l'eczéma suintant.
- Iris versicolor est recommandé aux personnes qui ont des brûlures dans tout le tube digestif. Tout ce qu'elles mangent semble acide et leurs vomissements sont brûlants comme du feu.

Tous ces remèdes doivent être pris en 6K, 5 granules 3 fois par jour.

CE QU'IL FAUT SAVOIR

- Les tensions nerveuses se répercutent souvent au niveau de l'estomac. Il faut donc apprendre à se relaxer et à se dégager de ses tensions en s'extériorisant davantage. C'est la meilleure façon d'éviter un ulcère.

- Si vous êtes sujet à des maux d'estomac, il faut éviter les épices, l'alcool, les graisses et le tabac. Attention également à certains médicaments comme l'aspirine et les anti-inflammatoires qui irritent fortement la muqueuse gastrique.
- Les personnes atteintes d'une hernie hiatale doivent éviter de forcer, de se pencher en avant et de porter des vêtements trop serrés à la taille.
- Il vaut mieux faire de petits repas, quitte à prendre une collation plus tard. On peut également s'étendre quelques minutes pour faciliter le travail gastrique.

MES PETITES RECETTES
- Les légumes crus sont préférables et consommez des jus frais.
- L'argile blanche peut agir au niveau gastrique.
- Il faut éviter tous les aliments acides comme les tomates, les vinaigrettes et les produits fermentés.
- Il faut prendre l'habitude de boire régulièrement du lait mais sans exagération.
- Pour les maux d'estomac, les plantes efficaces sont la réglisse, le romarin, le fenouil, la coriandre et le lapacho.
- Produits naturels: Nux Vomica 30K, 3 granules 3 fois par jour.

FATIGUE SEXUELLE (HOMME)

CE QU'IL FAUT SAVOIR

- «Avec l'âge, les raideurs se déplacent.» Derrière la boutade bien connue, se cache cependant une réalité qui inquiète de nombreux hommes: l'âge et les performances sexuelles.
- Tous, à un moment ou l'autre de leur vie, sont amenés à se poser des questions: «Jusqu'à quand vais-je pouvoir?», «Quand verrai-je apparaître les premiers signes de défaillance?» Et de surveiller ça de près et de traquer la moindre faiblesse...

MES PETITES RECETTES

- Amphosca : 2 comprimés à croquer matin et soir. C'est un complexe homéopathique à base de Damiana, qui était connu pendant longtemps comme aphrodisiaque.
- Amphosca, c'est le Viagra naturel. Il contient aussi du sélénium. Celui-ci stimule le système immunitaire.
- Le zinc: une déficience en zinc peut rendre votre vie sexuelle moins active. On retrouve le zinc principalement dans les huîtres, le germe de blé et les fruits de mer.
- Oligo-éléments: le Zinc Oligocan à raison de 1 cuillère à thé le matin à jeun ou en comprimés chélatés de 50 mg: 1 à 3 fois par jour. On publie aujourd'hui plus de travaux sur le zinc que sur tout autre minéral ou trace de minéral. Plus de 90 enzymes qui régularisent le métabolisme ne peuvent fonctionner sans zinc. Sa concentration dans les organes sexuels mâles devrait intéresser plus d'un sexologue.
- Il y a aussi des capsules de palmier nain qui aide à favoriser la miction.

La fièvre est une réaction de l'organisme qui fait partie de son système de défense.

COMMENT VOUS SENTEZ-VOUS?

- Quand on est fiévreux, on se sent courbaturé, on transpire beaucoup, on frissonne. À ces symptômes peuvent s'ajouter des éruptions cutanées.
- Généralement, on prend sa température le matin lorsqu'on est couché et au repos. On fait de la fièvre si la température du corps dépasse 38 °C (100,4 °F).

CONSEILS

Selon les symptômes qui accompagnent la fièvre, nous suggérons différents traitements homéopathiques.

- Si la fièvre se caractérise par une grande faiblesse musculaire, qu'elle s'accompagne de frissons et de tremblements, qu'il semble y avoir un répit entre les périodes de sueurs et que vous n'êtes pas assoiffé, nous recommandons Gelsemium.
- Si, par contre, la bouche est sèche et qu'elle s'accompagne d'une soif intense, que tout le corps est douloureux au point de vouloir rester immobile, que les sueurs sont abondantes et nauséabondes, Bryonia est approprié.
- Si vous avez pris froid et que la fièvre vous cause de l'agitation mais pas de transpiration, Aconit devrait suffire.
- Si, au contraire, vous transpirez beaucoup, que vos joues sont chaudes et bien rouges et que vous vous sentez très abattu, prenez Belladonna.
- Tout le corps est courbaturé mais vous éprouvez le besoin de bouger constamment, vous toussez pendant les périodes de frissons et vous avez de fortes démangeaisons, prenez Rhus toxicodendron.

- Finalement, si les maux de tête, les rougeurs au visage, les bouffées de chaleur et les saignements de nez le matin accompagnent la fièvre, Ferrum phosphoricum est recommandé.

Tous ces remèdes doivent être pris en 6K, 3 granules 3 fois par jour.

CE QU'IL FAUT SAVOIR
- Faut-il prendre de l'aspirine, faut-il garder le lit et boire beaucoup de liquides?
- À la première question, il est inutile de prendre des médicaments contre la fièvre (aspirine ou autre) si votre température est au-dessous de 38,5 °C.
- Garder le lit est souhaitable, et il faut prendre soin de bien se couvrir sans toutefois exagérer. On peut se découvrir légèrement lorsque les transpirations surviennent.
- Si la fièvre dépasse 39,5 °C, prenez un bain en veillant à ce que la température de l'eau soit inférieure de deux degrés à celle de votre corps.
- Il est conseillé de boire beaucoup d'eau.

MES PETITES RECETTES
- Si vous aimez les tisanes, buvez 1 tasse de Tisane Pectoflorine 3 fois par jour.
- Un autre traitement consiste en l'application de ventouses dans la région pulmonaire du dos.
- Oligo-éléments: Cuivre Oligocan, 1 cuillère à thé à jeun le matin.
- Complexes homéopathiques: L1: Arnica pour les traumatismes et les courbatures, et L52 pour l'état grippal et prégrippal, les refroidissements et le rhume: ce produit est à base d'eucalyptus. En prévention de la fièvre qu'amène la grippe. Prenez un tude dose de Homéocan, à raison de 1 fois par semaine.

Dans le traitement des différentes affections du foie, l'hygiène générale et, surtout alimentaire, la phytothérapie et l'Homéopathie constituent des armes efficaces, plus douces, qui ne risquent pas de brutaliser la cellule hépatique. Ce que l'on ne peut pas dire de plusieurs médications chimiques allopathiques utilisées pour les maladies du foie.

Comme il ne saurait être question de passer en revue les différentes affections du foie qui sont nombreuses, voyons ce qu'il convient de faire en cas d'insuffisance hépatique. Le régime alimentaire doit être un régime de repos pour la cellule hépatique.

CE QU'IL FAUT SAVOIR

- Prendre de l'eau de Vichy en cures discontinues, en petites quantités et toujours à jeun, 20 minutes avant les repas.
- En ce qui concerne l'hygiène générale, l'exercice quotidien est recommandé pour autant qu'il n'atteigne pas la fatigue.
- La phytothérapie est la médication la mieux appropriée à l'insuffisance hépatique. Certaines plantes stimulent doucement la cellule hépatique et s'opposent à l'accumulation de déchets dans les tissus.

MES PETITES RECETTES

- Chrysanthellum Americanum Phytocaps grand régulateur des fonctions hépatiques.
- Le romarin: une des plantes à posséder une saveur agréable.
- La saponaire: sa racine décongestionne le foie et stimule doucement le rein.
- L114 : draineur hépato-biliaire. Prenez-en 20 à 30 gouttes dans un peu d'eau 4 fois par jour (une demi-heure avant les repas et au coucher).

- Tisane Hépatoflorine : une fois que les fonctions essentielles de l'appareil digestif sont stimulées, elles peuvent se régénérer en rétablissant dans l'organisme l'équilibre qui faisait défaut auparavant.
- Billerol : régularise la sécrétion biliaire et combat la coagulation de la bile. La coagulation de la bile est un trouble physiologique grave qui provoque directement la formation de concrétions, autrement dit de pierres ou calculs dans la vésicule. On peut dire que les personnes ayant souffert de calculs biliaires sont susceptibles, même après expulsion de ces calculs, de voir s'en reformer de nouveaux, ceci en raison de la prédisposition de leur organisme à laisser la bile se coaguler dans les voies biliaires. Cette prédisposition constitutionnelle est efficacement combattue par les comprimés de Billerol de Homéocan qui ont une action remarquable sur le système d'innervation du foie ainsi qu'un grand pouvoir calmant et adoucissant sur les organes de la digestion.
- Une nouveauté sur le marché, Phytodrainal, une synergie de différentes plantes qui aident à soulager tous les malaises.

Les hémorroïdes sont des varices des veines de l'anus et du bas rectum.

COMMENT VOUS SENTEZ-VOUS?

- Les hémorroïdes peuvent être externes ou internes. Externes, elles se présentent comme des petits paquets veineux situés près de l'anus dont la taille est très variable. Internes, elles sont souvent découvertes à la suite de complications ou lors d'un examen médical. Les hémorroïdes peuvent également être les symptômes d'autres maladies.
- Des douleurs, des brûlures et des démangeaisons, surtout après les selles, sont les symptômes des hémorroïdes. Des complications peuvent survenir, comme des saignements et des thromboses. Dans le premier cas, du sang rouge vif apparaît en fin de selle. Dans le second cas, des douleurs aiguës et intolérables apparaissent brusquement. Les thromboses des hémorroïdes sont des caillots dans les veines et il vaut mieux consulter rapidement.
- Les hémorroïdes peuvent être causées par l'hérédité, le manque d'exercice, la constipation chronique, le stress, les épices, l'alcool, le café, et la poussée excessive lors des selles. Les femmes enceintes peuvent également en souffrir.

CONSEILS

L'Homéopathie offre diverses substances pour soulager les différentes formes d'hémorroïdes.

- Si les hémorroïdes sont saillantes, gonflées, hypersensibles et d'un bleu foncé, vous devez prendre Muriaticum acidum.
- Si les hémorroïdes provoquent des sensations de plaie, de piqûre, que l'anus est très rouge et que vos pieds vous brûlent la nuit, vous devez prendre Sulfur.

- Si les hémorroïdes sont chroniques, douloureuses et saignantes, si vous avez la sensation d'avoir des aiguilles dans le rectum et êtes fortement constipé, vous devez prendre Collinsonia.
- Si les hémorroïdes sont internes, qu'il y a brûlures et démangeaisons et que les douleurs s'accentuent durant la nuit ou en marchant, vous devez prendre Collubrina.
- Si les hémorroïdes sont très saillantes et se présentent en grappes, si les brûlures et les démangeaisons à l'anus vous empêchent de dormir et que les douleurs ne s'atténuent que par des applications froides, vous devez prendre Aloe.

Tous ces remèdes doivent être pris en 6K, 5 granules 3 fois par jour.

CE QU'IL FAUT SAVOIR
- La médecine propose des traitements par le froid, des scléroses, des ligatures élastiques et la chirurgie.
- Si vous êtes sujet aux hémorroïdes, faites attention lorsque vous allez aux toilettes pour ne pas y rester trop longtemps. Lors de l'expulsion, les veines de l'anus se dilatent.
- Des problèmes de foie accentuent les hémorroïdes et un régime pourrait vous les éviter. Les veines hémorroïdales se situent à la jonction de deux circulations: celle qui draine l'intestin et celle qui draine le foie, et toute congestion peut aggraver le problème.

MES PETITES RECETTES
- Les bains de siège froids peuvent soulager et diminuer la congestion.
- Prenez du Klimatrex : de 100 à 150 gouttes par jour. Dans cette préparation, nous retrouvons du marron d'Inde.
- Complexes homéopathiques: L103: Aesculus pour hémorroïdes et L104: Paeonia pour les polypes.

De nombreux facteurs peuvent agresser le foie et la plupart passent inaperçus, sauf évidemment les symptômes spectaculaires de la jaunisse.

COMMENT VOUS SENTEZ-VOUS?

- La jaunisse est le plus souvent causée par le virus de l'hépatite, par des microbes ou des parasites. D'autres produits toxiques, comme les médicaments, l'alcool et certains champignons, peuvent la provoquer. Un mauvais écoulement au niveau de la vésicule biliaire, de même que certaines maladies plus rares, peut aussi en être la cause.

- Les personnes atteintes ont la peau jaune et c'est particulièrement remarquable au niveau de la paume des mains. Leurs yeux aussi sont jaunes, leurs selles sont claires et leurs urines sont foncées et d'odeur forte. Le diagnostic sera confirmé par une analyse du sang.

- L'Homéopathie ne peut traiter que l'hépatite virale, mais son efficacité est remarquable et évite bien des complications attribuables à cette maladie.

CONSEILS

Dans tous les cas décrits ci-dessous, à part les substances suggérées, il faut prendre systématiquement Phosphorus 7CH et Phosphorus 12CH à raison de 5 granules de chaque une fois par jour.

- Aux personnes dont le foie est douloureux au toucher, qui ressentent des douleurs à la pointe de l'omoplate droite et qui désirent des boissons et des aliments chauds, nous recommandons Chelidonium.

- Vous êtes très épuisé et vous transpirez beaucoup, votre ventre est gros et douloureux et tout ce que vous consommez a un goût amer, nous recommandons China.

- Votre foie gauche est douloureux et le mal s'accentue en vous couchant du côté gauche, nous recommandons Chelone glabra.
- Vous êtes un sujet nerveux et irritable, vous avez des faims féroces mais vous êtes vite rassasié, nous recommandons Lycopodium.
- Vous avez des douleurs piquantes dans la région du foie, vous êtes constipé sans ressentir de besoin et vous avez grande envie d'eau froide, nous recommandons Bryonia.

Tous ces remèdes doivent être pris en 6K, 5 granules 3 fois par jour.

CE QU'IL FAUT SAVOIR

- L'hépatite B est de plus en plus rare grâce à une vaccination adéquate. Elle se transmet essentiellement par des injections ou des transfusions et touche davantage les toxicomanes et les poly-transfusés.
- Le virus de l'hépatite A se transmet par voie orale. Il faut donc prendre des mesures d'hygiène.
- Si vous avez une hépatite, vous devez opter pour un régime sans graisses et sans alcools. Quant au repos, il ne s'impose plus de façon aussi systématique.

MES PETITES RECETTES

- Il est bon de mettre son foie au repos en lui évitant tout produit chimique, tout alcool et en optant pour un régime végétarien.
- Parmi les plantes efficaces au niveau du foie, il y a l'artichaut, la Chrysantellum, le romarin, le radis noir, le chardon-marie et l'aubier de tilleul.
- Complexes homéopathiques: L49: Collubrina , L110: Yucca, L113: Fel tauri et Billerol de Homéocan.
- Oligo-éléments: Cuivre-Or-Argent Oligocan, Manganèse Oligocan, Sélénium Oligocan et Zinc Oligocan.

L'HYPERTENSION ARTÉRIELLE 30

La tension artérielle comporte deux mesures: celle de la pression du sang dans les artères quand le coeur se contracte, on l'appelle la maxima, et celle de la pression quand le coeur se remplit de sang, on l'appelle la minima.

COMMENT VOUS SENTEZ-VOUS?

- Il n'y a pas de signes qui annoncent l'hypertension. Lorsque se manifestent les maux de tête, les bourdonnements d'oreilles, c'est que la maladie se complique déjà.
- Dans 5 pour cent des cas, l'hypertension est causée par une maladie. Lorsque celle-ci est soignée, l'hypertension disparaît. Mais dans les autres cas, cette maladie est sans cause connue et il faut alors la traiter toute sa vie.
- Si l'on constate des problèmes de tension, il faut passer des examens complets. Le médecin confirmera un diagnostic en mesurant la tension à plusieurs moments et en tenant compte de chiffres qui restent élevés même après des moments de repos.
- Ne paniquez pas si l'on constate des variations de tension car elles peuvent être normales. En effet, la tension est différente selon l'heure, l'effort fourni, la nervosité, la fièvre, la position du corps et la consommation d'excitants.

CONSEILS

L'Homéopathie ne soigne que les cas légers d'hypertension. Seul un médecin homéopathe pourra vous conseiller un traitement de fond. Cependant les substances qui suivent pourront soulager certains malaises.

- Pour des sujets forts, au tempérament sanguin, qui souffrent de palpitations violentes avec des crises d'anxiété et de mélancolie, nous recommandons Aurum metallicum.
- Pour des sujets actifs et de nature optimiste qui ont des désirs

de sucre, des besoins d'air frais, nous recommandons Sulfur. Un autre signe chez ces personnes: leurs pieds sont brûlants la nuit et elles doivent les sortir du lit.

- Pour des personnes âgées et lentes dans tout ce qu'elles font, très sensibles au froid et sujettes à des pertes de mémoire, nous recommandons Baryta carbonica.
- Pour les personnes anxieuses, hypersensibles à la lumière, aux bruits et aux odeurs, nous recommandons Phosphorus. Ces personnes ont peur des orages et ont facilement des saignements de nez ou de gencives.
- Pour des sujets nerveux, de tempérament sanguin, qui subissent des bouffées de chaleur et qui perçoivent les battements de leurs artères, nous recommandons Glonoïnum.
- Pour les personnes irritables facilement colériques, pour ces sédentaires qui aiment trop les plaisirs de la table, qui s'assoupissent régulièrement après les repas, nous recommandons L49: Collubrina.

CE QU'IL FAUT SAVOIR

L'hypertension est plus ou moins fréquente et varie selon certains facteurs héréditaires: la sédentarité, la race, l'obésité, le tabagisme, une alimentation trop riche en sel, la nervosité, la consommation de certains médicaments et l'athérosclérose.

- Les sujets doivent cesser de fumer, maigrir, faire de l'exercice, apprendre à se relaxer et adopter un régime strict sans sel. Il faut bannir le sel de table, les conserves, les produits marinés ou en saumure, les boissons gazeuses et les médicaments effervescents.
- Il leur faudra supprimer les aliments suivants: les fromages, la charcuterie, les abats, les fruits de mer, les poissons de mer, les biscottes, les pâtisseries, le pain ordinaire, les cornichons, les olives, le céleri, le cresson et la moutarde.
- Ils devront opter pour les volailles, les légumes frais et cuits à l'eau, les poissons d'eau douce, les fruits frais, les pâtisseries et

les confitures maison, la semoule, le tapioca, les pâtes, les noix, les noisettes, la bière, le cidre, le vin et le lait.

- Si vous souffrez d'hypertension, il faut éviter l'obsession inutile en prenant sa tension plusieurs fois par jour. Il ne faut pas non plus la négliger, et n'oubliez pas qu'il est nécessaire de consulter un médecin et de suivre le traitement prescrit.
- Apprenez à vous détendre et à vous relaxer. Ayez recours aux techniques offertes par la méditation et le yoga.

MES PETITES RECETTES

- Ne salez vos aliments qu'avec du sel de régime sans sodium.
- Prenez des infusions de persil ou des décoctions de barbe de maïs pour vous faire uriner.
- Les plantes efficaces sont l'aubépine, l'olivier, l'oignon, la prêle, la piloselle, la barbe de maïs et les queues de cerise.
- Complexes homéopathiques: L15: Crataegus et Biocarde pour les palpitations.
- Oligo-éléments: Chrome Oligocan et Sélénium Oligocan.

L'INSOMNIE

Qui veut se traîner les pieds toute la journée? Qui veut d'un rendement diminué au travail? Qui veut passer une nuit blanche à bercer un enfant insomniaque? Sûrement pas vous!

Pour se réveiller en forme, il vous faut une bonne nuit de sommeil. La nuit comporte normalement trois ou quatre cycles d'une durée de 1 heure 30 à 2 heures chacun. Un cycle se compose de cinq phases:
- endormissement
- sommeil léger
- sommeil profond
- période de rêves
- réveil

COMMENT VOUS SENTEZ-VOUS?
- Quand on est insomniaque, on peut avoir de la difficulté à s'endormir ou subir des réveils fréquents et prolongés durant la nuit.

CONSEILS
Les causes de l'insomnie sont nombreuses et sont reliées autant à des facteurs extérieurs comme l'environnement qu'à votre tempérament ou constitution. En Homéopathie, on prend soin de bien identifier les causes de l'insomnie afin de prescrire le remède approprié.
- Si vous êtes facilement dérangé par un événement important qui se produit dans votre vie, si vous avez le trac et que cela suscite chez vous de l'hyperémotivité, des palpitations ou des coliques, Gelsemium vous est suggéré.
- Le Coffea a un effet apaisant pour les personnes trop sensibles aux bruits ou trop excitées par le café. On le suggère aussi à celles qui ne peuvent s'arrêter de penser.

- Vous êtes d'un tempérament anxieux et déprimé? Rien qu'à l'idée de dormir, vous souffrez déjà d'insomnie? Prenez Ambra grisea 30K.
- Si vous êtes sédentaire et qu'il arrive que votre sommeil soit perturbé à la suite d'excès de table ou de surmenage, Collubrina vous conviendra.
- Hyosciamus s'adresse aux personnes très nerveuses dont le sommeil est souvent interrompu par des cauchemars ou des mouvements très brusques du corps.
- Chamomilla sera très appropriée pour les enfants que l'on qualifie de capricieux et qui demandent souvent à être bercés, particulièrement lors des poussées dentaires.

Prendre ces traitements en 6K, 5 granules le soir.

CE QU'IL FAUT SAVOIR

- Il faut apprendre à reconnaître les signes précurseurs du sommeil. Dès que les paupières s'alourdissent et que les bâillements surviennent, c'est que vous êtes dans un début de phase propice au sommeil. Si vous la manquez, il vaut mieux attendre la phase suivante plutôt que de chercher désespérément à vous endormir.
- Si vous êtes particulièrement sensible à tout stimulus de votre environnement, portez une attention particulière aux effets désastreux du stress, apprenez à vous détendre et développez des habitudes de vie qui excluront les excitants comme le café et le tabac. Choisissez mieux vos lectures, vos films, votre musique; recherchez tout ce qui est apaisant et relaxant.
- Si vos enfants éprouvent de la difficulté à s'endormir, votre seule présence peut les aider. Quelques minutes pour leur parler, leur raconter une histoire ou leur manifester votre tendresse suffiront souvent à les calmer.

MES PETITES RECETTES

- Un environnement propice au sommeil, c'est une chambre bien aérée, c'est un lit confortable, ce sont des draps frais et de bons oreillers.
- Inutile de rappeler que l'exercice physique peut apporter la détente et la bonne fatigue souvent propice au sommeil.
- Boire du lait chaud ou une tisane calmante (pensez à Calmotisan de Homéocan) est une excellente façon de se détendre.

COMPLEXES HOMÉOPATHIQUES

- Passiflora GHL: savante préparation qui regroupe un ensemble de plantes. Associées, ces plantes se renforcent mutuellement par synergie d'action. Prenez 100 gouttes dans un peu d'eau le soir au coucher.
- L72: draineur nerveux pour les hyperactifs et les hypernerveux.
- Biomag: si vous avez perdu le sommeil ou si vous êtes souvent éveillé, faites une cure de magnésium 20 jours par mois.
- Il existe aussi un complexe de plantes dont le nom est Sedaplante (Phytocaps) pour vous aider

LA LOMBALGIE (mal de reins) 32

Le mal de reins s'attaque surtout au bas du dos et épargne généralement les jambes.

COMMENT VOUS SENTEZ-VOUS?

- On classe les cas de lombalgies selon que leur apparition est ancienne ou récente.
- On parlera de lombalgie chronique si les douleurs sont anciennes, qu'elles apparaissent le matin pour disparaître avec le réchauffement, pour finalement revenir en fin de journée. Les personnes atteintes trouvent un soulagement si elles s'allongent.
- Par contre, on parlera de lumbago, si les malaises apparaissent subitement après un effort, une chute ou un mouvement quelconque. Les personnes ont l'impression d'avoir une barre au bas du dos et certains mouvements vont accentuer cette douleur.

CONSEILS

- L'Homéopathie traite ces malaises comme les douleurs rhumatismales. En physiothérapie, on traitera la région lombaire en apprenant à maintenir la colonne en position droite et stable dans les différents mouvements du tronc. Pour un léger soulagement, Capsicum +, en crème, est une aide précieuse. N'oubliez pas le traitement de fond avec Urarthone, matin et soir.

CE QU'IL FAUT SAVOIR

- Le port d'une ceinture lombaire peut soulager les cas aigus ou prévenir les lombalgies. Portez-la si vous devez faire un travail difficile pour le dos.
- On peut lutter contre la lombalgie chronique en combattant l'obésité, la sédentarité, la décalcification et les tensions ner-

veuses. On évitera également les efforts physiques inhabituels et certains sports dangereux. Il faut également prendre soin de sa colonne et en traiter les déformations comme la lordose et la scoliose.

MES PETITES RECETTES

- Il faut surtout développer de bonnes habitudes dans ses gestes quotidiens. Il faut porter attention à sa façon de s'asseoir, de se lever, de s'habiller et de soulever les objets.
- Ayez un bon lit, un sommier dur et un matelas de bonne qualité. Quand vous en sortez, placez-vous sur le côté, sortez les jambes du lit et relevez-vous en bloc en vous aidant de vos deux mains.
- Méfiez-vous des fauteuils trop confortables. On peut placer un petit coussin pour cambrer les lombes lorsqu'on est sur une chaise.
- Si vous devez ramasser quelque chose, gardez le dos droit en vous accroupissant et si vous devez transporter un poids, faites-le en respectant l'axe du corps et en le gardant au-dessous de la ceinture.
- En travaillant, il faut prendre l'habitude de changer de position afin de ne pas toujours solliciter les mêmes muscles; et si l'on doit travailler debout, prendre appui sur les mains de temps en temps ou appuyer le bassin pour reposer le dos.
- Évitez de vous placer en déséquilibre sur un pied puis sur l'autre lorsque vous enfilez ou enlevez vos vêtements. Il est préférable de s'asseoir.

Beaucoup d'enfants et bien des adultes souffrent de certains malaises lorsqu'ils doivent se déplacer en bateau, en avion ou en voiture. C'est le mal des transports.

COMMENT VOUS SENTEZ-VOUS?

- Les personnes atteintes se plaignent de vertiges et de fatigue. Elles auront des nausées, des vomissements, des maux de tête ou des diarrhées.
- Attention de ne pas confondre ces symptômes avec ceux d'une indigestion ou d'une peur comme la claustrophobie.

CONSEILS

Selon les symptômes ressentis on prendra les remèdes suivants:
- Si, en voiture, en bateau ou en avion, vous avez des nausées et devez faire de grands efforts pour vomir et recherchez l'air frais, prenez Collubrina la veille et le matin du départ (5 granules chaque fois).
- Si vous avez la nausée à la seule pensée des aliments et qu'elles sont amplifiées par les odeurs, si vous souffrez de ballonnements et de diarrhée, prenez Colchicum.
- Si vous subissez des maux de tête et des diarrhées, si vous recherchez la chaleur et l'immobilité mais que votre appétit revient aussitôt la crise passée, prenez Petroleum.
- Si vous êtes pâle et prostré, que votre bouche dégage une odeur intolérable et que vous vomissez, prenez Carbolic acidum.
- Votre seule envie est de fermer les yeux, de vous coucher bien au chaud et de rester immobile, ne pouvant supporter le bruit, le mouvement ou le grand air, prenez Cocculus.
- Vous avez besoin d'air mais vous craignez de bouger, vous avez des nausées et des vomissements et vous voulez rester seul dans votre coin sans bouger, prenez Tabacum.

Pour tous ces remèdes, prendre 5 granules en 6K, 2 fois par jour. Répétez plus souvent si nécessaire.

CE QU'IL FAUT SAVOIR

- Pour tous les transports, les personnes facilement atteintes par ces malaises doivent opter pour une position allongée sur le dos, la tête légèrement fléchie vers l'arrière pour permettre à l'oreille interne, souvent responsable de ces maux, d'être au repos. Évitez de lire, d'écrire, de vous pencher vers l'avant ou de vous replier.
- En automobile, prenez de bonnes habitudes de conduite, roulez doucement et arrêtez-vous régulièrement. Il est à noter que le fait de conduire rend moins sensible au mal des transports.
- En bateau, on peut s'allonger mais dans le sens de la longueur du navire et en se rapprochant le plus possible de son centre de gravité. On peut également s'activer en marchant ou en faisant des manoeuvres. Il faut éviter l'inactivité.

MES PETITES RECETTES

- Méfiez-vous de l'anxiété, elle peut être la véritable cause de votre mal.
- Ne voyagez pas si vous avez des troubles digestifs.
- Dans la voiture, placez un générateur d'ions négatifs.
- Complexes homéopathiques: Soludoret L73: Cocculus pour les nausées. Si vous devez voyager, les granules «Jet Lag» de Homéocan. À commencer une semaine avant de voyager.

Ces maux sont tellement fréquents chez certaines personnes qu'elles les considèrent davantage comme un inconvénient que comme une maladie. Cependant, il vaut mieux prendre vos maux de tête au sérieux et consulter, surtout s'ils s'accompagnent de fièvre, de tremblements ou de troubles de la vision.

COMMENT VOUS SENTEZ-VOUS?

• On diagnostique les maux de tête selon la zone où ils se localisent. S'ils se présentent à la nuque, on pense à un problème de vertèbres cervicales. Par contre, si c'est la face qui est douloureuse, on pourra traiter les sinus si les douleurs proviennent de ces zones. On parlera de névralgie faciale si les douleurs sont très violentes, qu'elles se présentent brusquement mais qu'elles durent moins de cinq minutes. Par contre, si les douleurs durent une trentaine de minutes et qu'il est difficile de délimiter la zone de souffrances, il peut s'agir d'une algie vasculaire de la face.

• Si c'est tout le crâne qui est sensible mais qu'il n'y a pas d'autres symptômes, il faudra penser à un mal de tête d'origine nerveuse. Dans les cas de migraines, c'est la moitié gauche ou droite du crâne qui est atteinte de douleurs battantes. Les migraines s'accompagnent de nausées et de vomissements. Par contre, si la douleur est frontale, il faut penser à des problèmes de la vue, à des sinusites ou à des troubles digestifs.

CONSEILS

Le traitement des maux de tête peut être long car les causes sont nombreuses et souvent présentes en même temps. Mais les substances qui suivent peuvent vous soulager en attendant un traitement de fond que votre conseiller en Homéopathie vous proposera.

- Si vos maux de tête présentent des douleurs qui débutent et disparaissent subitement, qu'elles s'accentuent à la lumière, aux bruits, aux secousses, et si vous avez l'impression de battements dans la tête et le cou, Belladonna vous est recommandé.
- Si les douleurs de vos maux de tête se situent dans l'oeil et l'orbite droits, qu'elles s'accentuent lorsque vous tournez les yeux et que leur apparition est brusque, Kalmia latifolia vous est recommandé.
- Si vos maux sont situés à l'arrière de la tête, qu'ils sont aggravés par le moindre mouvement et que même le fait de respirer vous donne l'impression que votre cerveau va éclater, Bryonia vous est recommandé.
- Si vos maux de tête se présentent après une exposition à un froid sec, qu'ils se localisent au niveau de la face avec une sensation de toile d'araignée, Baryta carbonica vous est recommandé.
- Si vos maux de tête présentent des douleurs vives à la face, qu'ils surviennent après un coup de froid, si vous avez des difficultés à ouvrir la bouche et que cela s'aggrave pendant un orage, un changement de température ou pendant la nuit, Causticum vous est recommandé.
- Si vos douleurs sont localisées à la nuque et qu'elles s'étendent jusqu'à votre oeil et votre tempe gauches, qu'elles se manifestent par des palpitations violentes surtout lorsque vous êtes couché et que vous avez peur des objets pointus, Spigelia vous est recommandé.
- Si vos maux de tête présentent des douleurs de la nuque qui s'étendent vers l'oeil droit et la tempe droite, qu'ils s'accompagnent de bouffées de chaleur et de sensations de brûlures au niveau de la paume des mains et de la plante des pieds, Sanguinaria vous est recommandé.
- Si vos maux de tête sont chroniques avec battements durant toute la journée, que vous avez un désir anormal de sel et que vous vous sentez dépressif, Natrum muriaticum vous est recommandé.

- Si vos maux de tête reviennent tous les deux jours et souvent à la même heure, et si vos douleurs se situent au-dessus d'un oeil, le gauche le plus souvent, Cedron vous est recommandé.

Toutes ces substances doivent être prises en 6K de 2 à 6 fois par jour, selon l'intensité des signes.

CE QU'IL FAUT SAVOIR

- Dans tous les cas, il vaut mieux voir un médecin et passer des examens complets. Exigez des analyses de sang et un électro-encéphalogramme. Il est parfois nécessaire de répéter ces examens.
- Les maux de tête peuvent être aussi causés par des problèmes de la vue. Passez un examen et portez des lunettes si nécessaire.
- Évitez tous les abus, qu'il s'agisse du travail, du tabac, de l'alcool, de la nourriture ou des médicaments. Attention également à l'exposition exagérée au soleil.

MES PETITES RECETTES

- Bien des maux de tête peuvent disparaître si l'on adopte un bon régime alimentaire et si l'on prend de meilleures habitudes de vie. Apprenez à vous relaxer et à vous détendre.
- Les plantes qui peuvent vous soulager sont le romarin, la valériane, le tilleul, la menthe et la coriandre.
- Complexes homéopathiques: L77: Cyclamenen traitement quotidien pendant 1 mois. S'il s'agit d'une migraine digestive, pensez à Digestion L.114.
- Oligo-éléments: Manganèse-Cobalt Oligocan et Sélénium Oligocan, 1 cuillère à thé à jeun le matin.

LA MÉNOPAUSE

La ménopause survient vers 50 ans. L'organisme cesse de sécréter les hormones féminines et les règles disparaissent. On dira qu'une femme est ménopausée si ses règles ont cessé depuis un an.

COMMENT VOUS SENTEZ-VOUS?

Les symptômes sont différents selon que la femme est en pré-ménopause ou en ménopause.

- La femme préménopausée a des règles irrégulières, ses cycles sont irréguliers et de durées variables; les règles sont plus ou moins abondantes et des saignements peuvent survenir en cours de cycle.
- Chez la femme ménopausée, les règles ont cessé. Elle subit des bouffées de chaleur, des palpitations et une décalcification de la colonne. La ménopausée a souvent des problèmes nerveux, elle est irritable et souffre d'insomnie et de dépression.

CONSEILS

Selon les symptômes et les réactions de chacune, l'Homéopathie offre les substances suivantes:

- Pour une ménopause caractérisée par des bouffées de chaleur, des oreilles brûlantes, une sensation de brûlure au niveau de la paume des mains et de la plante des pieds qui s'accompagne de migraines du côté droit, prendre Sanguinaria canadensis 200K. Les personnes atteintes sont agitées et irritables.
- Pour une ménopause caractérisée par des sensations de pression dans le bas-ventre, des bouffées de chaleur avec vertiges le matin et des pertes d'urines qui sont troubles et fétides, prendre Sepia 200K. Les personnes touchées sont souvent tristes et ont envie de solitude.
- Pour une ménopause caractérisée par la chute des cheveux et l'apparition de verrues et de comédons, prendre Thuya 30K.

Ces personnes ont la peau grasse, elles transpirent beaucoup et deviennent obèses.

- Pour une ménopause caractérisée par des palpitations, des migraines, des bouffées de chaleur, l'apparition de varices et des pertes blanches abondantes, prendre Graphites 200K.
- Pour une ménopause caractérisée par des palpitations souvent pires la nuit, des bouffées de chaleur, une sensation intense de brûlures aux pieds pendant la nuit, prendre Sulfur 30K. Les personnes atteintes sont souvent oppressées et ont besoin de grand air.
- Pour une ménopause caractérisée par des bouffées de chaleur et de l'intolérance pour les vêtements serrés, prendre Lachesis 200K. Ces personnes sont méfiantes, jalouses, volubiles. À des périodes d'excitation suivent des périodes dépressives.

Toutes ces substances doivent être prises à raison de 5 granules par jour, selon le cas.

CE QU'IL FAUT SAVOIR

- Attention, il ne faut pas attribuer tous ses problèmes à la ménopause. Ils peuvent être d'ordre social, familial ou médical. Surveillez également vos tensions nerveuses dont peuvent dépendre vos bouffées de chaleur. Ayez des activités physiques pour éviter la décalcification et la diminution excessive de la masse musculaire.
- D'excellents cosmétiques ont été conçus spécialement pour parer au vieillissement de la peau, n'hésitez pas à les utiliser. Attention à l'exposition excessive au soleil.
- Si les muqueuses génitales sont desséchées ou si des pertes blanches surviennent, utilisez un traitement local pour leur fournir les hormones nécessaires à la lubrification et à la protection contre les infections.
- En période de préménopause, pensez à des moyens efficaces de contraception car l'ovulation est imprévisible.

- Le traitement par les hormones a des avantages, mais il peut aussi être nocif. Les hormones permettent de ralentir la décalcification, maintiennent la souplesse de la peau et des muqueuses, améliorent l'état nerveux et diminuent les bouffées de chaleur. Par contre, les diabétiques, les personnes souffrant d'hypertension artérielle, de maladies hépatiques, de problèmes de circulation veineuse et d'excès de graisse dans le sang ainsi que celles qui ont des antécédents de phlébites, d'embolies ou d'accidents vasculaires devraient les éviter.

MES PETITES RECETTES

- Le plus important est de faire de l'exercice comme avec des appareils. Il faut forcer les muscles qui tirent sur les os et créent un impact sur ceux-ci.
- Parmi les plantes qui peuvent aider la femme à la préménopause et à la ménopause, il y a le ginseng, la luzerne, la passiflore, la sauge, l'alchémille et le mélilot, en teintures mères (T.M.) qui sont des plantes sous formes liquides.
- Produits naturels: Stress L72 pour calmer l'agressivité. Mais le traitement de fond c'est Ménopause L.122 en gouttes ou en granule. Mais pour substituer les hormones chimiques, il y a Menotonic en capsules. Cette savante préparation contient les Omega 3 et 6 et contient surtout du «Wild Yam» avec de la vitamine E, de source naturelle. Ce produit devient une hormone naturelle qui aide à fixer le calcium. Si vous prenez des hormones, Omega forte (Phytocaps) est complémentaire à votre médication.

- Prenez ces oligo-éléments en alternance. Par exemple:
  Cuivre-Nickel-Cobalt Oligocan, lundi et mercredi.
  Fer Oligocan, mardi et jeudi.
  Sélénium Oligocan, vendredi et samedi.

Quatre fois plus de femmes que d'hommes souffrent de migraines. Celle-ci débutent le plus souvent à l'adolescence ou avant 30 ans. Ces douleurs qui reviennent périodiquement frappent la moitié gauche ou droite de la tête.

COMMENT VOUS SENTEZ-VOUS?

* Les migraines sont généralement précédées de signes et passent après une nuit de sommeil. Avant une crise, les migraineux font de l'insomnie, sont plus irritables et ont des troubles visuels (points brillants, éclairs, scintillements, etc.), puis les douleurs apparaissent. Situées au front au-dessus des yeux, elles sont battantes et s'accentuent au moindre effort. Elles s'accompagnent de nausées, de vomissements et de vertiges. Les personnes migraineuses recherchent le calme et l'obscurité.

* Les causes des migraines sont nombreuses et s'associent souvent entre elles. Il faut donc parfois traiter plusieurs maladies. Les causes sont souvent héréditaires, hormonales, cervicales, psychologiques, digestives ou oculaires. Les problèmes digestifs qui provoquent des migraines peuvent être causés par la constipation, les troubles du foie ou de la vésicule biliaire, ou des réactions négatives à certains aliments. Du côté hormonal, il faut considérer la puberté, les règles, la maternité et la ménopause. Et pour terminer, les tensions, l'anxiété et les dépressions font partie des facteurs psychologiques qui peuvent provoquer des migraines.

CONSEILS

Selon l'intensité, la localisation des douleurs ainsi que les troubles qui les accompagnent, l'Homéopathie recommande les substances qui suivent:

- Pour des migraines brusques avec douleurs battantes et violentes, prendre Belladonna 6K. Les sujets ont la bouche sèche, le visage rouge et la tête chaude. Leur état s'aggrave à la lumière, au bruit et au mouvement, et il s'améliore dans l'obscurité et le calme. La substance doit être prise à toutes les 15 minutes à raison de 5 granules. On espace ensuite selon l'amélioration.
- Pour des migraines causées par des excès de table, d'alcool ou de tabac, prendre du Collubrina 6K. La substance doit être prise 2 fois par jour à raison de 5 granules.
- Pour des migraines qui surviennent pendant les règles, prendre Cyclamen 200K. Les patientes ont aussi des problèmes visuels et des vertiges. La substance doit être prise à raison de 5 granules, du 15e jour du cycle jusqu'à la fin des règles.
- Pour des migraines avec battements violents dans les artères du crâne et du cou, prendre du Glonoïnum 6K. Les sujets ont des bouffées de chaleur, leurs yeux sont injectés et ils voient des taches noires. La substance doit être prise 2 fois par jour à raison de 5 granules, et au moment des crises.
- Pour des migraines périodiques se présentant à tous les trois ou quatre jours, prendre Iris versicolor 30K. Les sujets ont une impression de brouillard devant les yeux avant la crise et les migraines sont accompagnées de vomissements acides. La substance doit être prise le matin et le soir à raison de 5 granules.
- Pour des migraines avec des douleurs allant de la nuque au front et précédées d'un dédoublement de la vision, prendre Gelsemium 30K. Les sujets ont la sensation d'un lien serré autour de la tête et les globes oculaires sont douloureux. Leur état s'améliore s'ils sont couchés la tête haute ou après une urine abondante. La substance doit être prise 3 fois par jour à raison de 5 granules.

CE QU'IL FAUT SAVOIR

- Les maux de tête ne sont pas tous des migraines. Il faut apprendre à distinguer les différents signes. Il peut s'agir d'un problème de tension artérielle, de problèmes dentaires, de sinusites ou de simples maux de tête passagers. Mais dans tous les cas de maux qui apparaissent subitement et se prolongent, il vaut mieux consulter.

- Attention, les excès de table sont souvent responsables de bien des malaises. Il vaut mieux adopter un régime sain et éviter tous les abus. Apprendre à rester sur sa faim peut être une bonne habitude.
- Attention aux hormones. Ces médicaments amènent souvent d'autres troubles.
- Si votre dernier examen de la vue remonte à plusieurs mois, il vaudrait mieux consulter.
- Les personnes nerveuses doivent faire de l'exercice et apprendre à contrôler leur stress, lequel est souvent responsable de leurs migraines.

MES PETITES RECETTES

- Boire 3 tasses par jour d'une décoction d'aubier de tilleul.
- Complexes homéopathiques: L77: Cyclamen (en traitement de fond).
- Oligo-éléments: Lithium Oligocan et Manganèse-Cobalt Oligocan, 1 cuillère à thé à jeun le matin.

NUQUE (Douleurs à la)

Ces douleurs sont plus fréquentes chez les femmes que chez les hommes. Ceux et celles qui occupent des emplois de bureau sont souvent plus touchés.

COMMENT VOUS SENTEZ-VOUS?

- Les personnes sujettes à ces douleurs vont les ressentir fortement le matin. Leur état va s'améliorer avec le réchauffement, mais elles vont réapparaître avec la fatigue en fin de journée. Elles s'aggravent par temps froid et humide.
- La douleur est localisée surtout à la nuque, mais elle irradie vers la tête, le front, les épaules et le dos.
- La décalcification, les accidents de voiture, les traumatismes divers et l'arthrose cervicale sont les principales causes des douleurs à la nuque.
- Le cycle menstruel, la tension nerveuse, les blocages vertébraux et la déficience des muscles dorsaux vont accentuer ces douleurs à la nuque.

CONSEILS

Les remèdes homéopathiques sont les mêmes que pour les rhumatismes. N'oubliez pas Urarthone et L10: Natrum Carbonicum.

CE QU'IL FAUT SAVOIR

- Il faut d'abord soigner son état général, surtout s'il y a décalcification.
- Il faut aussi adopter de bonnes positions de travail et, si l'on doit porter des lunettes, s'assurer qu'elles sont bien adaptées.
- Il est préférable de dormir sans oreiller. Si vous n'y parvenez pas, essayez différentes hauteurs et duretés.
- Évitez de vous lancer dans une gymnastique du cou sans avoir consulté un spécialiste.

MES PETITES RECETTES

- L'acupuncture est très efficace pour les douleurs du cou.
- Un exercice conseillé est d'essayer de se grandir en s'allongeant le cou et en faisant le double menton. On peut aussi se masser quotidiennement le cou avec de l'Huile de Thym Essencia. Il s'agit de se pincer la peau et d'essayer de la décoller sur toute la région de la nuque et des épaules en insistant sur les régions les plus douloureuses.
- En cas de blocage vertébral, il faut consulter un ostéopathe.
- On pourra également recourir à la physiothérapie pour assouplir les muscles du cou.

Normalement, on ne perçoit pas les battements de son coeur et on ne parlera de palpitations que si l'on remarque une accélération du rythme cardiaque.

COMMENT VOUS SENTEZ-VOUS?

- Ces palpitations sont attribuables à différentes causes. L'anxiété ou les émotions fortes peuvent accélérer le rythme du coeur. Il y a aussi les excitants comme l'alcool, le café et le tabac qui ont les mêmes conséquences. Les effets secondaires de certains médicaments peuvent également les produire. Les palpitations peuvent aussi être les signes d'autres maladies comme l'anémie, l'hypoglycémie ou l'hyperthyroïdie. Une personne qui a de la fièvre ou des problèmes digestifs pourra aussi avoir des palpitations.
- Les personnes qui ont des palpitations perçoivent les battements de leur coeur et leur pouls est régulier ou irrégulier. Les palpitations se traduisent par une accélération anormale du rythme cardiaque qui peut alors monter jusqu'à 180 pulsations par minute. On sait que la normale se situe entre 60 et 80. Cette accélération peut s'accompagner d'essoufflements, de malaises et de douleurs diverses.

CONSEILS

Selon les palpitations et les autres symptômes, l'Homéopathie traite avec les substances suivantes:
- Si les palpitations sont violentes au point de voir battre le coeur au travers des vêtements et qu'elles s'aggravent lorsqu'on se couche, il faut prendre Spigelia 30K.
- Si les palpitations se présentent au réveil ou en se levant, en montant des marches ou au moindre mouvement, il faut

prendre Phosphorus 30K. Ces palpitations peuvent également apparaître avant un orage ou au cours des menstruations.

- Si après un effort vous êtes trop essoufflé au point d'être incapable de prononcer un seul mot, il faut prendre Naja 6K. Ces palpitations sont aggravées lorsque vous buvez du vin.
- Si les palpitations sont violentes, qu'elles s'accompagnent d'une grande angoisse, que vous avez la sensation que votre coeur se comprime, que vous êtes agité et que vous ne pouvez rester tranquille, il faut prendre Tarentula hispana 30K.
- Si votre pouls s'accélère brusquement à la suite d'une émotion, si vous sentez une boule qui monte et descend dans votre gorge, il faut prendre Ignatia 200K.

Tous ces remèdes doivent être pris à raison de 5 granules 2 fois par jour. En cas de crise, prenez-en à tous les quarts d'heure et espacez selon l'amélioration.

CE QU'IL FAUT SAVOIR

- Il faut supprimer le stress, tous les excitants comme le café, le tabac, les fortifiants ainsi que certains médicaments susceptibles de provoquer des crises. Évitez les efforts dont vous n'avez pas l'habitude, surtout par temps chaud.
- Si vous êtes en période de ménopause, il faut vous soigner car les symptômes qui s'y rattachent ont des répercussions certaines sur vos palpitations.
- Il est préférable de subir des examens complets du coeur: analyses, électrocardiogramme, etc.

MES PETITES RECETTES

- Pour contrôler les palpitations, adoptez de bonnes techniques respiratoires en pratiquant le yoga.
- En cas de crise de tachycardie (c.-à-d. lorsque le rythme cardiaque se situe entre 120 et 140 pulsations par minute), rete-

nez votre respiration, massez les artères du cou et appuyez sur les orbites de vos yeux.

- Parmi les plantes calmantes, il y a la valériane, la fleur d'oranger, la passiflore et l'aubépine.
- Complexes homéopathiques: Biocarde, L15: Crataegus et L72.
- Oligo-éléments:Magnésium Oligocan, Potassium Oligocan, et Sélénium Oligocan.

On appelle périarthrite de l'épaule, les maladies qui ont en commun des douleurs situées dans la région de l'épaule.

COMMENT VOUS SENTEZ-VOUS?

- Le plus souvent, la périarthrite est causée par une tendinite de l'un des nombreux muscles de l'épaule. Les douleurs peuvent s'étendre de l'épaule sur tout le membre supérieur vers le cou ou le thorax. L'intensité de la douleur peut varier d'une simple gêne dans les mouvements jusqu'à une complète incapacité de bouger le bras. Des radiographies de l'épaule et du cou peuvent être nécessaires pour confirmer un diagnostic.

CONSEILS

- Si c'est l'épaule gauche qui est atteinte, prenez Ferrum metallicum 6K, 5 granules 3 fois par jour.
- Si c'est l'épaule droite, prenez Sanguinaria 6K, 5 granules 3 fois par jour.
- Si les douleurs sont des deux côtés à la fois, prendre Lycopodium 6K, 5 granules 3 fois par jour.
- Et s'il y a calcification, prenez Solanum malacoxylon 6D, 5 granules par jour et Solanum malacoxylon 200K, un tube globule par semaine.

CE QU'IL FAUT SAVOIR

- Il faut éviter les facteurs qui peuvent provoquer des malaises à l'épaule. Certains travaux ménagers peuvent les occasionner. Repeindre ou laver un plafond, laver des vitres ou promener un chien en laisse peuvent créer des tensions au niveau de l'épaule.

- Les infiltrations de cortisone ne sont pas souhaitables à cause de leurs nombreux inconvénients.
- Il vaut toujours mieux consulter un ostéopathe car d'autres symptômes sont proches de la périarthrite.

MES PETITES RECETTES

- Si vous avez de sérieuses douleurs à l'épaule, il faut immobiliser l'articulation en mettant le bras en écharpe.
- Vous pouvez ensuite masser tous les jours le tendon douloureux avec la crème Capsicum +.
- Les cataplasmes d'argile et ceux faits à base de feuilles de choux ont des effets bénéfiques.
- Si votre articulation a été immobile pendant un certain temps, il faudra penser à une période de rééducation en kinésithérapie pour éviter une rechute possible ou des répercussions sur les autres articulations.
- L'acupuncture et la mésothérapie offrent des traitements efficaces pour les douleurs à l'épaule. D'autre part, l'ostéopathe pourra procéder à des immobilisations et à des manipulations particulièrement efficaces.

Pour une personne allergique, les piqûres d'insectes peuvent être dangereuses. Elles le seront également si les piqûres sont trop nombreuses ou si elles ont été faites dans des zones critiques.

COMMENT VOUS SENTEZ-VOUS?

- Les responsables sont les mouches, les guêpes, les abeilles, les punaises et les araignées. Une piqûre d'insecte est facilement reconnaissable: démangeaisons de la zone concernée, douleur et gonflement.

CONSEILS

- Dans les cas de piqûres d'araignées ou si le gonflement est important et violacé, prenez Tarentula 6K, 5 granules 3 fois par jour.
- Dans tous les autres cas, prenez Ledum palustre 6K et Apis 6K en alternance, 5 granules à toutes les demi-heures. Espacez les prises selon l'amélioration.

CE QU'IL FAUT SAVOIR

- Il faut désinfecter la plaie et enlever le dard si possible.
- Il faut consulter rapidement si une personne est allergique ou si les piqûres ont été faites dans des régions dangereuses comme dans la gorge, l'oeil ou le nez.

MES PETITES RECETTES

- Portez des vêtements aux couleurs claires qui attirent moins les insectes. Pour éloigner les moustiques, prenez Ledum palustre 6K, 5 granules matin et soir.
- Pour soigner une piqûre, on peut appliquer du vinaigre ou du jus de citron, on peut aussi utiliser l'Huile Essentielle de Citronnelle Essencia et l'Huile Essentielle de Lavande

Essencia. Vous pouvez également faire un mélange de teintures mères: Calendula T.M., Ledum palustre T.M. et Apis T.M., que vous pourrez utiliser en massage sur les piqûres.

- Mustik est une préparation à base d'huiles essentielles pour vous préparer aux sorties en plein air.

Ces problèmes apparaissent une semaine avant les règles et sont causés surtout par un déséquilibre hormonal (excès de folliculine par rapport à la progestérone).

COMMENT VOUS SENTEZ-VOUS?

- Toutes les douleurs qui précèdent les règles et qui reviennent régulièrement sont des symptômes de ces problèmes.
- Les femmes qui vivent ces problèmes peuvent avoir des maux de tête ou des maux de dos; elles sont souvent nerveuses et irritables; elles ont des lourdeurs aux jambes, des douleurs au bas-ventre ou aux seins; leur ventre pourra être gonflé et elles peuvent prendre du poids.

CONSEILS

Pour tous ces problèmes précédant les menstruations, il faut prendre du Folliculinum. Il sera pris en 6K si les règles sont peu abondantes; en 6K, 30K, 200K ou MK si elles sont abondantes. Il faut, dans ce dernier cas, commencer à 200K et augmenter progressivement selon les résultats. Dans le doute, le prendre en 30K. Ces traitements doivent commencer le 7e jour après le début des règles. Prenez-en 1 tube dose. Si les résultats s'avèrent insuffisants, vous pouvez prendre Luteinum 6K, du 15e au 25e jour du cycle.

D'autres substances homéopathiques peuvent atténuer les symptômes particuliers de la période prémenstruelle. Elles doivent être prises en 30K, 5 granules 2 fois par jour, à partir du 15e jour jusqu'à l'apparition des règles.

- Ignatia pour les problèmes d'humeur changeante ainsi que pour les sensations de boule dans la gorge et de creux à l'estomac.

- Actea racemosa pour les douleurs aux ovaires lors de l'ovulation. La personne subit des périodes dépressives en alternance avec des périodes d'agitation. Ses seins sont douloureux et elle ressent de la pesanteur dans le bas-ventre.
- Natrum muriaticum pour les douleurs au bas-ventre aggravées le matin ainsi que pour les douleurs gênantes au bas du dos. La personne se sent triste et dépressive, elle prend du poids et elle a de l'oedème.
- Cyclamen pour les maux de tête, les vertiges, les nausées et les troubles visuels. La personne est dépressive et est dégoûtée par la nourriture.
- Lac caninum pour les douleurs aux seins et les maux de gorge lors des règles. Les seins sont enflés et très sensibles.
- Sepia pour les sensations de pression au bas-ventre comme si tout voulait sortir. La personne est triste, abattue et indifférente à tout.

CE QU'IL FAUT SAVOIR

- Il vaut mieux consulter un gynécologue, surveiller son poids et apprendre à se relaxer. La nervosité ne peut qu'amplifier des problèmes hormonaux.
- On peut prendre des plantes diurétiques en teintures mères (T.M.) comme la piloselle, l'olivier et les queues de cerise.
- Évitez le thé et le café. Attention aux traitements hormonaux qui peuvent créer autant de problèmes qu'ils en résolvent.
- Si vous êtes spasmophile, lisez la rubrique consacrée à cette maladie car elle peut être la cause ou la conséquence de ces problèmes.

MES PETITES RECETTES

- Omega forte et Omegaline sont des capsules d'huile de bourrache très concentrée avec de la vitamine E pour aider à prévenir les troubles hormonaux.

- On manque souvent de magnésium. Prenez Biomag, 2 comprimés au coucher pour aider à calmer.
- Produits naturels: PMS 121 en gouttes ou en granules à raison de 3 fois par jour, 10 jours avant les règles. Répétez chaque mois jusqu'à résorption des symptômes.

42. RÈGLES
(Les souffrances imputables aux)

On parle ici de l'ensemble des symptômes ou des douleurs qui accompagnent les menstruations.

COMMENT VOUS SENTEZ-VOUS?

- Il est normal de ressentir certaines douleurs au bas-ventre ou des endolorissements lombaires lors des règles, mais si ces douleurs sont trop violentes, il faut alors les traiter comme une maladie.
- Cinq pour cent des jeunes filles subissent ce genre d'inconvénients. Dix pour cent d'entre elles guérissent spontanément, dix pour cent voient leurs douleurs disparaître après leurs premiers rapports sexuels et soixante-cinq pour cent après leur première maternité.
- Chez les femmes, les règles douloureuses sont attribuables à des infections génitales, à des troubles hormonaux, à des spasmes nerveux du col et à l'endométriose.

CONSEILS

Avant toute autre substance, vous devez prendre systématiquement Histaminum 6K, 5 granules par jour.

Selon les douleurs et les manifestations des règles, l'Homéopathie recommande les substances suivantes:

- Pour les douleurs intolérables avec agitation et pour les règles de sang noir avec caillots, prenez Chamomilla 6K, 5 granules 3 fois par jour.
- Pour des règles abondantes avec douleurs violentes du sacrum au pubis et en coups de canif dans le vagin, prenez Sabina 6K, 5 granules toutes les heures, puis espacez.
- Pour les femmes très nerveuses qui ont des douleurs violentes selon l'abondance des règles et dont l'ovaire gauche est très

douloureux, il faut prendre Actea racemosa 6K, 5 granules 3 fois par jour.

- En cas de douleurs intolérables commençant et finissant brusquement, et pour les crampes insoutenables améliorées par la chaleur appliquée localement, la pression ou lorsque vous êtes pliée en deux, prenez Colocynthis 6K et Magnesia phosphorica 6K. Prenez 5 granules à toutes les 15 minutes en alternant les deux produits, puis espacez.
- Les personnes timides et douces ayant la larme facile qui ont des règles peu abondantes de sang noir et épais, et dont les douleurs sont localisées dans les reins et les cuisses doivent prendre Pulsatilla 30K, 5 granules par jour.

CE QU'IL FAUT SAVOIR

- Il vaut mieux procéder à des examens complets. Consultez votre gynécologue.
- Les douleurs sont souvent plus fréquentes chez les personnes obèses, anxieuses, spasmophiles ou nerveuses. Il en est de même pour les femmes qui ont des cycles irréguliers ou des problèmes de circulation veineuse.
- Évitez de prendre des antalgiques sans ordonnance médicale car certains sont dangereux et d'autres, comme l'aspirine, augmentent les saignements. Ils ne règlent en rien la maladie.
- L'attitude de la mère est très importante dans la compréhension et le vécu des menstruations d'une jeune fille. Attention à ne pas la traumatiser en vous plaignant devant elle de vos douleurs menstruelles. Il faut l'éduquer, l'informer et la préparer avant la puberté sur ce qu'est un cycle menstruel.

MES PETITES RECETTES

- Prenez quotidiennement 2 ou 3 capsules de la Griffe du Diable, du 15e au 25e jour du cycle menstruel.
- La lavande Essencia et le basilic Essencia peuvent soulager les douleurs attribuables aux règles.

- Complexes homéopathiques: L20: Sepia pour celles dont le moral baisse durant les règles et L21: Cimicifuga pour les douleurs associées aux règles douloureuses.
- Magnesium Oligocan au coucher pour l'agitation.
- Sedaplante pour l'insomnie..

Les substances qui vous sont suggérées ici concernent les douleurs rhumatismales en général. Les problèmes plus spécifiques vous sont présentés dans d'autres rubriques.

L'homéopathe offre une approche qui va beaucoup plus loin que le médicament antidouleur. Avant de proposer une substance, il identifie les causes de la douleur et les réactions du malade. On s'assure, ainsi, non seulement de calmer la douleur, mais aussi de donner à chacun le traitement approprié.

CONSEILS

Les 7 catégories suivantes de rhumatismes sont classées selon leur amélioration ou leur aggravation face à des facteurs extérieurs et chaque sous-catégorie correspond à des réactions spécifiques du patient.

1- SI LA DOULEUR S'ATTÉNUE EN BOUGEANT

- C'est souvent le cas pour le rhumatisme des sportifs dont la douleur s'atténue dès qu'ils reprennent les mouvements ou qu'ils appliquent des compresses d'eau chaude. Ruta graveolens leur est conseillé.
- Si, par contre, la douleur apparaît lors de froids humides et que les rhumatismes alternent avec des diarrhées et des éruptions cutanées, il faut prendre Dulcamara.
- Pour les rhumatismes caractérisés par des douleurs au début des mouvements, lesquelles s'atténuent après une période de réchauffement et s'accentuent avec l'immobilité, le froid ou l'humidité, nous recommandons Rhus toxicodendron.

2- SI LA DOULEUR EST CAUSÉE PAR LE SURMENAGE

- Vous ressentez des raideurs, des courbatures sur tout le corps, vous ne supportez pas le moindre contact. Vous vous sentez mieux lorsque vous êtes allongé, mais le lit vous semble trop dur. Prenez Arnica en plus d'un massage avec la crème Arnica +.

3- SI LA DOULEUR S'ATTÉNUE PAR LE REPOS

- Vos articulations gonflées sont d'un rouge foncé; la douleur est superficielle par temps chaud, mais profonde par temps froid. Vous souffrez de la goutte. Nous recommandons Colchicum.
- Vos articulations sont rouges et chaudes, vous n'osez plus remuer et seuls le repos total et les applications chaudes vous soulagent, prenez Bryonia.

4- SI LA DOULEUR S'AGGRAVE À L'HUMIDITÉ

- Si tous vos muscles sont douloureux, si vous devez bouger constamment mais sans résultat, si vos crises commencent et se terminent brusquement et si vos douleurs changent de place, prenez Phytolacca.
- Si vous êtes corpulent au niveau des cuisses et des fesses, si vos articulations craquent et que vos douleurs ne s'atténuent que par des mouvements lents, prenez Natrum sulfuricum.

5- SI LA DOULEUR S'ATTÉNUE À L'HUMIDITÉ

- Vos douleurs vous donnent des sensations de brûlures, vous avez des raideurs articulaires et vos tendons sont contractés. La chaleur humide vous soulage, mais le froid sec les intensifie. Prenez Causticum.

6- SI LA DOULEUR S'ATTÉNUE AU FROID

- Vos rhumatismes commencent généralement aux pieds et vont de bas en haut; vos articulations sont pâles, gonflées et violacées et la douleur s'atténue considérablement si vous mettez les pieds dans l'eau froide. Nous vous recommandons Ledum palustre.
- Vos articulations sont rouges, gonflées et chaudes; vos douleurs sont piquantes et brûlantes et les applications de compresses glacées vous soulagent. Prenez Apis.

7- SI LA DOULEUR S'AGGRAVE AVANT UN ORAGE

• Vos douleurs sont déchirantes et en zigzag, elles s'aggravent la nuit et au repos; elles s'atténuent lorsque vous bougez ou quand l'orage a éclaté. Prenez Rhododendron.

Pour tous ces remèdes, prendre 5 granules 3 fois par jour en 6K.

MES PETITES RECETTES

• Tous les traitements de thalassothérapie peuvent vous aider.
• Les cataplasmes d'argile sont très efficaces ainsi que ceux à base de feuilles de choux.
• Produits naturels: L1: Arnica, L40: Natrum carb., L83: Berberis, Urarthone et Rexorubia . Lequel choisir et bien voilà Douleurs L 1.
• Oligo-éléments: Calcium Oligocan, Cuivre-Or-Argent Oligocan, Magnésium Oligocan, Manganèse-Cuivre Oligocan, Sélénium Oligocan, Silice Oligocan et Zinc Oligocan.

LE RHUME

Tous ont déjà connu les symptômes fort désagréables du rhume. Si un adulte peut plus facilement se défendre, il n'en va pas de même pour un enfant ou un nourrisson souvent fortement atteint par ce malaise. En fait, le rhume permet à l'enfant de développer son système immunitaire.

Si l'Homéopathie comprend bien la nécessité de ce processus d'adaptation, elle offre cependant des substances qui pourront le soulager du rhume.

COMMENT VOUS SENTEZ-VOUS?

Votre enfant a la mine basse? Il a perdu son entrain? Son nez coule? Il a pris froid, il a le rhume? D'abord son nez coule et ses sécrétions sont claires puis blanchâtres pour ensuite passer au jaune ou au vert. Ce sont les signes d'une infection virale. Puis, il a du mal à respirer et son nez est bouché; c'est que les mucosités sont si épaisses qu'elles ne peuvent plus s'écouler normalement.

Le rhume peut annoncer d'autres types d'infection selon les symptômes qui l'accompagnent.

- S'il y a fièvre, ce sera probablement une grippe qui pourrait aller jusqu'à la bronchite caractérisée par une toux sèche au départ, puis grasse, avec crachats.
- Ce sera un rhume des foins si l'écoulement se produit au niveau des yeux et du nez. De nombreux éternuements caractérisent également cette maladie allergique.
- On pourra penser à une sinusite si les sécrétions se font surtout par une narine et qu'elles sont de couleur jaune-vert et qu'elles s'accompagnent de douleurs au front ou de chaque côté du nez.
- On parlera enfin de rhino-pharyngite si des douleurs sont ressenties à la gorge.

CONSEILS

Selon les symptômes du rhume et les conditions climatiques, les traitements homéopathiques diffèrent.

- La température a subitement changé et le thermomètre a chuté. Votre enfant a le nez bouché mais sec. Donnez-lui Camphora.
- Son nez est bouché, il dort difficilement, il se réveille souvent car il est fiévreux et sa respiration est difficile. Au réveil, il sue abondamment. Dans ce cas-ci, Sambucus le soulagera.
- Il a joué à l'extérieur et l'air était froid et sec. Son nez est d'abord sec puis apparaissent des écoulements brûlants. Il fait de la fièvre, il est agité mais n'a pas de sueurs. La spécialité homéopathique L52 de Homéocan est le grand médicament de la grippe.
- S'il a des écoulements du nez irritants Allium cepa composé de Homéocan sera tout indiqué.
- L'air est froid et humide, il respire par la bouche, il a des écoulements le jour alors que, la nuit, son nez est sec. Il se sent mieux couché et au chaud. Donnez-lui Collubrina.
- Les écoulements sont abondants et clairs, et les yeux sont rouges et irrités. Son état empire au vent ou à la chaleur. L115: Euphrasia Complexe de Homéocan lui conviendra.

Les granules doivent être pris en 6K, 3 granules 3 fois par jour; et les complexes, 15 gouttes 3 fois par jour dans un peu d'eau.

CE QU'IL FAUT SAVOIR

Quand on a le rhume, même si on sait que cela passera, il vaut tout de même mieux prendre quelques précautions pour éviter une détérioration et s'en débarrasser le plus rapidement possible:

- Évitez la surconsommation d'antibiotiques car ils n'auront aucun effet, surtout si la maladie est d'origine allergique ou virale. De plus, chez le jeune enfant, les antibiotiques nuisent au développement de l'immunité naturelle.

- Question d'hygiène et pour éviter la propagation, utilisez des mouchoirs de papier que vous jetterez après usage.
- Évidemment, lorsqu'on a un rhume, il faut éviter de prendre froid à nouveau. Donc, couvrez-vous suffisamment.
- Si l'on est fiévreux, il faut surveiller sa température et appliquer les traitements appropriés.
- Si le nez est bouché, évitez les décongestifs en aérosol.

MES PETITES RECETTES

- L'inhalation de vapeurs est un traitement agréable et peu coûteux. Une casserole, de l'eau bouillante et quelques gouttes d'Eucalyptus Essencia suffisent.
- Complexes homéopathiques: L52 Toux et rhume en goutte ou en granules. S'il s'agit d'une sinusite, c'est Sinuspax.
- Oligo-éléments: au début du rhume, prenez Cuivre Oligocan, 1 cuillère à thé de 4 à 6 fois par jour. Si le traitement doit être prolongé, vous pouvez prendre Cuivre-Or-Argent Oligocan, Manganèse-Cuivre Oligocan et Sélénium Oligocan.
- Au tout premier symptôme du rhume: Homéocoksinum de Homéocan, 1 tube dose. Répétez la prise 12 heures après.

Les troubles de la circulation sanguine sont attribuables à certaines difficultés de tous les tissus à être bien irrigués par le sang. Les principales caractéristiques de ce problème sont: la frilosité, les crampes dans les jambes, les extrémités froides et la faiblesse des muscles.

CONSEILS

- Ail lyophilisé: 2 perles avant chaque repas.
- Vitamine E 200 u. i.: 1 capsule après les repas.
- Tisane Phlebosedol : 1 tasse après chaque repas.
- Klimatrex L25 : 25 gouttes de chacun dans un peu d'eau avant chaque repas pour la petite circulation.

CE QU'IL FAUT SAVOIR

- Les exercices physiques devraient faire partie de votre régime de vie.
- Les jus de légumes et de fruits sont fortement conseillés.
- Surveillez la constipation.
- Surveillez votre foie.
- Certaines plantes telles que le marron d'Inde, le noyer, la vigne rouge et la prêle peuvent vous aider grandement lorsqu'elles sont utilisées ensemble en bain de pieds ou en bain de mains.

Les sinus sont des cavités de certains os de la face (dans le front et de chaque côté du nez), et la sinusite est l'inflammation de ces cavités.

COMMENT VOUS SENTEZ-VOUS?

- Après un rhume, vous sentez des chaleurs frontales en vous penchant. De plus, si les écoulements jaunes persistent, alors pensez à une sinusite aiguë. Si, par contre, vous ne ressentez aucune douleur véritable aux sinus, mais que vous souffrez de maux de tête, il s'agit d'une sinusite chronique. Le diagnostic ne peut être confirmé que par la radiographie et les causes sont souvent d'origine allergique.

CONSEILS

Les traitements de la sinusite diffèrent selon le type, les symptômes et la persistance de celle-ci.

- Au début de la sinusite, les douleurs sont souvent violentes et il n'y a pas d'écoulement même si le nez est bouché. Pensez à Belladonna 6K.
- Si, par contre, le sujet ressent de vives douleurs dans les os de la face et du nez et que se manifestent des écoulements jaunâtres avec des traces de sang, il vaudra mieux prendre Mezereum 30K.
- Pour un patient fatigué et amaigri dont les sécrétions sont jaunâtres, visqueuses et souvent irritantes autour des narines, nous recommandons Hydrastis 30K.
- Chez les personnes plus corpulentes qui ressentent de fortes douleurs à la racine du nez, Kali bichromicum 30K est préférable. Chez ces patients, les écoulements sont très épais et de couleur jaune-vert et ils forment souvent des croûtes dans les narines.

- Si la sinusite persiste, en plus de la médication appropriée, on pourra y ajouter Silicea 30K à raison de 5 granules par jour.
- Si par contre la sinusite est récente, on ajoutera Hepar sulfur 6K à raison d'un tube dose par jour, dans l'ordre mentionné.

Sauf indication contraire, ces substances se prennent à raison de 5 granules 2 fois par jour.

CE QU'IL FAUT SAVOIR

Si vous êtes sujet à de fréquentes sinusites, portez une attention particulière aux faits suivants:
- Respectez vos voies respiratoires en ne fumant pas, en portant attention aux facteurs polluants et en surveillant le taux d'humidité à l'intérieur de votre maison. Utilisez de bonnes techniques respiratoires pour atténuer et faire disparaître les symptômes désagréables de la sinusite.
- Attention également aux variations de pression que l'on subit lors d'un voyage en avion ou dans certains sports aquatiques comme la plongée sous-marine. Les candidats aux sinusites sont plus sensibles aux changements de pression.

MES PETITES RECETTES

Une façon simple de dégager vos sinus: la tête bien en arrière mettez de l'eau saline dans vos narines.
- Si les sécrétions sont visqueuses et épaisses, vous devez boire en grandes quantités une boisson composée de jus de radis noir et de citron. On peut remplacer le radis par du raifort sucré.
- Si des zones sont très douloureuses, on peut les frictionner avec un oignon ou encore avec une huile pimentée.
- Les inhalations auront de bons effets thérapeutiques. Ces inhalations seront soit à base d'oignons coupés très fins, soit faites à base d'un mélange d'huiles essentielles, soit: H.E. de Cannelle Essencia, H.E. d'Origan Essencia et H.E. de Lavande Essencia, en parties égales.

- On prendra également l'habitude de respirer, plusieurs fois par jour, dans un mouchoir imbibé de L52 Toux et rhume en gouttes ou en granules.
- Produit naturel: Sinuspax, 2 comprimés à croquer 3 fois par jour. Très efficace, en plus, si vous voyagez.
- Oligo-éléments: Cuivre-Or-Argent Oligocan. 1 cuillère à thé le matin pour la durée du malaise.

La spasmophilie se décrit davantage comme un état plutôt que comme une maladie. Beaucoup plus fréquente chez les femmes, cette affection est caractérisée par des crampes, des fourmillements des extrémités, des crises d'agitation, des vertiges et des spasmes de différents organes. La spasmophilie est souvent le résultat d'un grand déficit en magnésium.

Ce syndrome est aussi lié à l'abaissement de la glycémie dans le sang. L'anxiété, la faim, la tachycardie et les tremblements peuvent alors allonger la liste des symptômes.

COMMENT VOUS SENTEZ-VOUS?

Plusieurs symptômes peuvent annoncer la spasmophilie, mais c'est le regroupement de plusieurs de ces signes qui nous permet de le confirmer. Elle est caractérisée par une hypersensibilité des nerfs et des muscles.

• La fatigue vous assaille régulièrement (le matin ou pendant la journée) et elle s'accompagne d'envies subites de dormir et vos mains et vos pieds s'engourdissent alors; vous ressentez des crampes aux mollets, aux pieds ou au dos, des spasmes à l'estomac, à la vésicule biliaire ou au côlon; des maux de tête, des vertiges ou des douleurs au dos vous agressent; vous êtes plus facilement irritable, angoissé ou nerveux; il faut penser à la spasmophilie.

• Ces signes varient d'intensité et de localisation. Ils sont en grande partie attribuables au stress et peuvent survenir aux changements de saisons. Mis à part le stress, d'autres causes peuvent provoquer la spasmophilie: une carence en vitamines (surtout la vitamine D), un déficit ou un déséquilibre dans les sels minéraux (calcium, magnésium, potassium et phosphore), ou un dérèglement des hormones sexuelles, thyroïdiennes, parathyroïdiennes et surrénaliennes.

CONSEILS

L'approche homéopathique de cette maladie se fait en trois étapes. Dans un premier temps, il faut reconstituer les réserves en calcium ou en magnésium. Par la suite, il faut régulariser ces réserves par l'apport d'oligo-éléments et, enfin, par un traitement de fond.

- Dans la **phase 1**, le calcium peut être absorbé sous forme de granulés de Rexorubia. Quant au magnésium, vous pouvez prendre Biomag de Homéocan. On ajoutera au début du printemps et de l'automne Bioplex à raison de 2 comprimés par jour. Dans cette phase, la posologie doit s'adapter à l'intensité des signes.

- Dans la **phase 2**, on prend, en alternance, à raison de 1 cuillère à thé par jour dans du jus frais, les oligo-éléments suivants: Calcium Oligocan, Cuivre-Or-Argent Oligocan, Lithium Oligocan, Magnésium Oligocan et Silice Oligocan.

- Au cours de la **phase 3**, en consultation avec un homéopathe, vous prendrez l'un des remèdes suivants: Calcarea, Natrum muriaticum, Sepia, Thuya, Lachesis, Pulsatilla. ou Ignatia. Le traitement pourra être complété par des Sels de Schussler ou des métaux en dilution.

CE QU'IL FAUT SAVOIR

- Si vous êtes sujet à des crises de spasmophilie, vous devez éviter le stress. Comme ce n'est pas toujours possible, vous devez prendre du calcium ou du magnésium avant l'apparition des symptômes. Le calcium conviendra si vous êtes déprimé et fatigué alors que le magnésium sera approprié pour un état d'énervement, d'agressivité ou de surexcitation. Évidemment, il ne faut pas prendre les deux en même temps et, dans le doute, il faut les consommer en alternance, pendant une quinzaine de jours chacun.

- Si vous êtes assailli par une crise de spasmophilie, il faut d'abord retrouver votre calme. Apprendre à contrôler votre respiration sera un excellent moyen d'y parvenir: expirez régulièrement, le plus lentement possible et laissez venir l'inspiration naturellement.

MES PETITES RECETTES

- Consommez des aliments riches en magnésium comme les fruits de mer, les céréales à base de germe de blé, les légumes et les fruits secs.
- L'acupuncture sera un bon traitement de fond.
- Parmi les plantes utiles: la valériane, la prêle, la passiflore, la fleur d'oranger et le lapacho. Pensez aussi à la Tisane Calmotisan.
- N'oubliez pas Biomag, c'est le grand médicament de la spasmophilie.

LA TENDINITE

C'est l'inflammation d'un tendon. Ceux-ci servent à attacher les muscles aux os. Les muscles ont une certaine élasticité, mais si on leur impose un effort trop grand, il se produit des microruptures dans les tendons, ce qui provoque alors la douleur.

COMMENT VOUS SENTEZ-VOUS?

- Les tendinites peuvent se produire partout où il y a des tendons, mais elles se produisent généralement à l'épaule, au coude ou au genou.

CONSEILS

L'Homéopathie soigne les tendinites avec les mêmes remèdes que pour les rhumatismes.

CE QU'IL FAUT SAVOIR

- L'immobilisation de l'articulation est le meilleur traitement. Il lui assure le repos nécessaire à sa guérison. Il faut évidemment éviter de faire des mouvements qui provoquent la douleur car cela ne fera que retarder la cicatrisation.
- Il est normal de ressentir de la douleur. Celle-ci nous indique si la lésion est cicatrisée. Les inconvénients d'une tendinite peuvent être ressentis pendant trois semaines.
- Les infiltrations sont à éviter car elles ralentissent la cicatrisation et rendent les tendons plus fragiles. N'y recourir qu'en cas d'invalidité ou de nécessité absolue.
- Une fois la période critique passée, il est nécessaire de faire de la rééducation pour que l'articulation retrouve toute sa valeur fonctionnelle.
- Mieux vaut consulter pour une tendinite car une articulation qui fonctionne mal peut en affecter une autre. Il n'est pas rare d'avoir un mal de dos après une tendinite du genou.

MES PETITES RECETTES

- Voici quelques conseils pour éviter les tendinites: procédez toujours à une période de réchauffement avant un exercice physique important; ne surestimez pas vos forces musculaires; buvez avant et après l'effort; gardez-vous en bonne forme physique et faites des exercices pour accroître votre souplesse; méfiez-vous des gestes répétitifs, leur répétition est aussi dangereuse qu'un gros effort.

- Si vous subissez une tendinite, l'acupuncture, la kinésithérapie, la mésothérapie, les ultrasons et les ondes électromagnétiques sont des traitements efficaces.

- Les pommades révulsives peuvent favoriser la cicatrisation et des petits aimants placés sur le point le plus sensible doivent être utilisés.

- Complexe homéopathique: Urarthone, une cuillère à soupe, 3 fois par jour.

- Oligo-éléments: Arth-A et Arth-B.

- Le cartilage de requin peut soulager. Il y a aussi le Glucosamine (Phytocaps).

LES TRAUMATISMES

Les traumatismes sont des lésions causées accidentellement aux tissus, à un organe ou à un membre.

L'Arnica qui est une fleur des montagnes est le meilleur des remèdes pour les traumatismes. Il faut toujours en avoir en réserve.

COMMENT VOUS SENTEZ-VOUS?

Si vous subissez un traumatisme, il vaut mieux consulter un médecin:

- Si vous perdez connaissance, même très brièvement, et semblez avoir complètement récupéré.
- Si vous avez des plaies ou que vous saignez.
- Si vous avez été atteint à la tête ou à la colonne vertébrale.
- Si vous avez de la difficulté à bouger ou à vous appuyer sur un membre. Il peut y avoir fractures ou luxations.

CONSEILS

L'Homéopathie propose des remèdes différents selon le type de traumatisme subi et la gravité des lésions:

- Pour les traumatismes des muscles, des tendons, pour des hématomes, des bleus ou des bosses, prenez Arnica 6K.
- Pour toutes les formes de coupures, prenez Staphysagria 6K.
- Pour les traumatismes subis aux os, prenez Ruta 6K.
- Pour les piqûres, causées par une aiguille ou par des épines, ou encore pour un oeil au beurre noir, prenez Ledum palustre 6K.
- Pour les traumatismes crâniens causant des vertiges, des pertes de mémoire ou des insomnies, prenez Natrum sulfuricum 200K à raison d'un tube dose par semaine.
- Pour les traumatismes aux articulations, surtout s'il y a épanchement de synovie, prenez Arnica, Apis et Bryonia en 6K à raison de 5 granules de chacun en alternance, 2 fois par jour.

- Pour les douleurs aiguës semblant irradier sur tout le trajet d'un nerf, prenez Hypericum 200K.
- Pour les traumatismes des seins, prendre Bellis perennis 6K.
- Et pour consolider les fractures, nous suggérons Symphytum 6K et Calcarea phos. 6K, à raison de 5 granules de chacun par jour pendant 3 semaines.

Pour tous ces remèdes, prenez 5 granules 3 fois par jour, sauf s'il y a indication contraire.

MES PETITES RECETTES

- Pour toutes les plaies, il vaut mieux consulter et vérifier sa vaccination antitétanique. En application externe, Calendula T.M. est excellent pour désinfecter une plaie.
- Pour les contusions, les hématomes et les enflures, les cataplasmes à base d'argile ou de feuilles de chou donnent de bons résultats. Pour préparer les cataplasmes d'argile, il faut mélanger l'eau et l'argile et appliquer une couche de 2 cm que l'on gardera pendant deux heures. Quant aux feuilles de chou, on les applique sur la blessure à raison de deux ou trois feuilles. Auparavant, il faudra les avoir écrasées avec une bouteille pour en extirper le suc.
- Complexes homéopathiques: L1: Arnica et L26: Hypericum pour les problèmes associés à la sciatique. Glucasamine Phytocaps peut vous aider.
- Oligo-éléments: Zinc Oligocan, 1 cuillère à thé au coucher.

URINER (Des problèmes pour)

Chez les hommes de plus de 60 ans, c'est un problème qui se présente fréquemment.

COMMENT VOUS SENTEZ-VOUS?

Ces problèmes pour uriner peuvent se présenter de différentes manières et ils ont des causes différentes. Outre les causes les plus courantes dont il est question dans ce chapitre, il pourra s'agir de polypes de la vessie, de calculs des voies urinaires ou d'infections génitales, de l'urètre ou de la prostate.

- Si vous n'urinez plus du tout et que vous souffrez de douleurs au bas-ventre, vous faites une rétention urinaire. Il faut consulter en urgence.
- Si vous ressentez des brûlures en urinant, vous faites probablement une cystite. Référez-vous à la rubrique traitant de ce problème.
- D'autres personnes ont l'impression d'uriner plus souvent. Cela est normal, sauf si vos besoins se présentent plus de 5 fois durant la journée, plus de 2 fois la nuit et que vous ne pouvez résister à l'envie d'uriner. Dans ces cas, on diagnostiquera souvent chez l'homme une hypertrophie de la prostate, et chez la femme on détectera fréquemment des problèmes gynécologiques: un fibrome ou un kyste qui appuie sur la vessie.
- Si vous avez la sensation de ne jamais pouvoir vous vider complètement ou d'être obligé d'attendre pour le faire, mais qu'à chaque fois vous devez forcer pour pouvoir uriner, vous avez probablement une hypertrophie de la prostate.
- Vous avez l'impression de ne plus uriner comme avant, le jet urinaire est plus faible et sa forme différente, vous devez forcer lors de la miction et celle-ci se fait en deux temps, c'est probablement que votre prostate a grossi ou que votre urètre a rétréci.

CONSEILS

Selon les signes, l'état physique du patient et ses difficultés pour uriner, les substances homéopathiques suivantes sont recommandées:

- Conium maculatum pour les personnes âgées, fatiguées et affaiblies qui éprouvent des difficultés à se vider complètement et dont le jet urinaire est intermittent.
- Clematis erecta pour les personnes ayant de fréquents besoins d'uriner, dont le jet est intermittent et qui ont des pertes involontaires d'urine à la fin de la miction.
- Baryta carbonica pour les personnes âgées, repliées sur elles-mêmes, qui ont des pertes de mémoire et dont les mictions sont fréquentes mais difficiles.
- Chimaphilla umbellata pour les personnes qui ne peuvent uriner que debout, qui ont toujours envie et qui ont l'impression d'avoir une balle dans le bas-ventre.
- Pareira brava pour les personnes qui ont des besoins d'uriner à tous les quarts d'heure mais qui doivent faire de gros efforts pour y parvenir. Elles ressentent également des douleurs aux cuisses en urinant.
- Thuya pour les personnes qui doivent attendre un bon moment pour parvenir à uriner. Le jet est alors discontinu et des douleurs tranchantes se font sentir après avoir uriné.

Tous ces remèdes doivent être pris en 30K, 5 granules 2 fois par jour.

CE QU'IL FAUT SAVOIR

- Si vous avez des problèmes pour uriner, il vaut mieux passer des examens complets avec analyses de sang, radiographies et échographies. N'attendez pas, car les maladies urologiques évoluent rapidement. Avant de rencontrer votre médecin, il vaut mieux relever les heures et la quantité de vos urines. Si votre vessie ne se vide jamais complètement, il peut s'agir d'une infection urinaire.

- Vous devez boire le moins possible après 18 heures. Pour combattre la congestion du bassin: prenez l'habitude de marcher et faites régulièrement des activités physiques; évitez les repas trop riches en graisses, en épices ou en alcools; combattez la constipation et faites attention aux médicaments comme les antidépresseurs et les tranquillisants qui gênent le bon fonctionnement de la vessie.
- On ne peut malheureusement pas guérir l'hypertrophie de la prostate, on ne peut que ralentir sa croissance. Il faut, en fin d'évolution, procéder à son ablation. Mais contrairement à ce que certains croient, il n'y a pas diminution de la libido après l'ablation de la prostate. L'éjaculation extérieure diminue ou disparaît mais cela n'entraîne pas l'impuissance.

MES PETITES RECETTES

- Pour aider à décongestionner le petit bassin, vous pouvez prendre des bains de siège.
- La majorité de tous les médicaments pour la prostate sont à base de plantes. L'oignon, l'alchémille, la vigne rouge, la vergerette du Canada et le marron d'Inde sont aussi des plantes très actives sur la prostate.
- Complexes homéopathiques: prenez de façon systématique Sabal serrulata composé de Homéocan. Il y a aussi Lystite L6: Juniperus, L36: Conium et L37: Thuya, le draineur.

Ce sont des désagréments que l'on cache souvent, mais qui peuvent être traités.

COMMENT VOUS SENTEZ-VOUS?

- Chez les hommes, la perte des urines peut être causée par des problèmes de la prostate. Elle peut également survenir à la suite d'interventions chirurgicales. Dans les deux cas, il vaut mieux consulter.
- Chez les femmes, le problème se manifeste en premier lors de rires, d'éternuements ou de toux. Puis, il y a obligation d'uriner dès que la vessie est pleine. Elles doivent alors tout arrêter pour se rendre aux toilettes. Par la suite, elles vont perdre quelques gouttes d'urine sans s'en rendre compte.
- Ces pertes sont attribuables à un relâchement des muscles soutenant les organes du petit bassin (vessie, utérus, côlon). Ces relâchements se produisent lors des accouchements difficiles parce que le bébé est gros ou que l'on utilise les forceps.
- Dans certains cas, la perte des urines est attribuable à une maladie de la vessie ou de l'urètre, ou à des problèmes psychologiques.
- On peut demander à son médecin une radiographie spéciale de toute la zone du périnée, le colpocystogramme.

CONSEILS

Selon les signes et les manifestations des pertes, les substances homéopathiques suivantes sont recommandées:
- Quand les pertes d'urine se produisent en marchant, en toussant, en se mouchant ou en riant, ou quand il vous est impossible d'uriner parce qu'on vous regarde, prenez Natrum muriaticum.

- Quand les pertes d'urine se produisent la nuit en position assise ou en se promenant et qu'elles s'aggravent en toussant ou lors d'émission de gaz, prenez Pulsatilla.
- Quand les pertes d'urine se produisent en toussant ou en éternuant, et si vous ne vous sentez pas uriner et qu'il vous est impossible de le faire sans être debout ou en allant à la selle, prenez Causticum.
- Si vous avez des besoins fréquents et pressants d'uriner, si les pertes surviennent lors de la première partie de la nuit ou en riant, et si vous avez des sensations de pression sur la vessie et le bas-ventre, prenez Sepia.
- Quand les pertes d'urine se produisent en toussant ou en éternuant et que des envies urgentes vous prennent souvent, prenez Squilla.
- Quand il y a évacuation fréquente de quelques gouttes et que des besoins impérieux d'uriner se présentent, prenez Equisetum. Cette substance est aussi recommandée pour les femmes âgées souffrant d'incontinence.

Toutes ces substances doivent être prises en 6K, à raison de 5 granules 2 fois par jour.

CE QU'IL FAUT SAVOIR

- Après un accouchement, il faut renforcer les muscles du périnée en procédant à l'exercice suivant: pendant 10 secondes, serrez les fesses le plus fort possible comme si vous vouliez vous retenir d'uriner, puis relâchez pendant 20 secondes. Refaites-le pendant cinq minutes. Cet exercice peut être fait debout, couchée ou assise. Il vaut mieux consulter son gynécologue et faire cette gymnastique avant la rééducation des muscles de l'abdomen.
- Lorsque vous urinez, essayez d'interrompre le jet à plusieurs reprises.

- Il se peut qu'une intervention chirurgicale soit nécessaire si le problème est majeur.

MES PETITES RECETTES

- Si le problème est apparu avant ou pendant la ménopause, il faut traiter cette dernière.
- Il faut éviter la congestion du bas-ventre: surveillez la constipation, faites de l'exercice et évitez les repas trop riches.
- Oligo-éléments: Cuivre-Nickel-Cobalt Oligocan, Fer Oligocan, Sélénium Oligocan et Silice Oligocan.

LES VARICES

Bien que bénignes, ces affections sont désagréables sur le plan esthétique. Il ne faut pas les négliger car les varices peuvent amener des complications beaucoup plus sérieuses.

COMMENT VOUS SENTEZ-VOUS?

- Les varices sont attribuables à l'hérédité, aux grossesses et aux «obstacles» de la circulation veineuse (vêtements trop serrés). Les veines deviennent alors de plus en plus visibles passant de la petite varicosité à la grosse varice. Les sujets ont souvent les jambes lourdes et gonflées, surtout par temps chaud et en fin de journée.
- Les varices, bien que bénignes, peuvent parfois présenter certaines complications. Outre l'aspect inesthétique de ce problème, les veines peuvent saigner et des crampes, des lésions ou des démangeaisons peuvent se manifester. Les varices peuvent également aggraver l'arthrose, celle du genou en particulier. Finalement, si le trajet de la veine devient douloureux et enflammé, on parlera de phlébites et de périphlébites. Il faut alors voir rapidement un médecin. Les complications peuvent aller jusqu'à l'ulcère variqueux qui est lent à guérir.

CONSEILS

Les substances homéopathiques suggérées ne font pas disparaître les varices, mais elles traitent leurs conséquences.

- Pour des varices localisées surtout à gauche chez des personnes qui souffrent de la ménopause et qui se font facilement des bleus, nous recommandons Lachesis.
- Pour des veines dilatées et douloureuses chez des personnes qui ont des bleus au moindre choc, nous recommandons Hamamelis.

- Pour des ulcères variqueux ou pour des varices d'origine héréditaire chez des personnes qui ont de petites veines apparentes, nous recommandons Calcarea fluorica.
- Pour les personnes qui doivent dormir les pieds surélevés, qui ont les veines dilatées et les jambes enflées le soir mais normales le matin, nous recommandons Vipera.
- Pour les personnes qui souffrent de congestion des mains et des pieds qui deviennent alors bleus, et qui sont souvent réveillées par des douleurs qui les obligent à changer de place, nous recommandons Pulsatilla. Ces symptômes se présentent souvent chez des femmes qui ont des problèmes avec leurs règles.
- Pour les douleurs au bas du dos, la lourdeur dans les jambes, nous recommandons Aesculus. Souvent les sujets qui présentent ces signes ont aussi des hémorroïdes.

Toutes ces substances doivent être prises en 6K, 5 granules 2 fois par jour.

CE QU'IL FAUT SAVOIR

- Si vous êtes sujet à des varices, évitez de vous tenir debout trop longtemps. Si nécessaire, faites des exercices d'étirement sur la pointe des pieds ou des accroupissements. Portez des chaussures confortables en évitant les talons aiguilles ou les chaussures trop plates ainsi que les vêtements serrés (pantalons moulants, bas et sous-vêtements trop ajustés).
- Marchez le plus souvent possible, soignez toute forme de constipation, dormez les pieds surélevés et portez des bas et des bandes à varices.

MES PETITES RECETTES

- Lorsqu'une varice saigne, il faut se coucher et élever la jambe.
- Si vous avez le pied creux, il faut le faire soigner car il peut être responsable de ses varices.

- Faites des applications de compresses froides de bas en haut de la jambe.
- Klimatrex améliore la circulation. Prenez-en de 100 à 150 gouttes par jour dans de l'eau. Par temps chaud, prenez-en systématiquement.
- Les plantes conseillées sont l'acacia, l'épine-vinette, la reine des prés et l'épine noire.
- Complexes homéopathiques: L103: Aesculus et L60: Pulsatilla.

C'est une appellation très générale pour désigner des problèmes d'estomac, de foie, de vésicule biliaire, de pancréas, de côlon, de dos, de coeur et de nerfs.

COMMENT VOUS SENTEZ-VOUS?

- Le ventre est divisé en neuf zones et les diagnostics sont faits à partir de la région où la douleur est à son maximum. Chaque région correspond à un ou à plusieurs organes qui souffrent.
- Il faut sans hésiter faire appel à un médecin quand les douleurs au ventre sont très aiguës et que le patient ne supporte pas d'être touché, d'être massé et qu'il se raidit à chaque attouchement. Il faut également consulter si la douleur s'accompagne de vomissements, d'arrêts de selles, de fièvres ou de saignements.
- Dès qu'il y a traumatismes, blessures ou accidents, il faut hospitaliser d'urgence.

CONSEILS

Les suggestions qui suivent sont générales. D'autres chapitres traitent de certains problèmes plus en profondeur. Les substances homéopathiques proposées sont classées d'après les symptômes ressentis.

- Vous avez commis des excès de table et les douleurs apparaissent une heure après la fin de votre repas. Vous ressentez des lourdeurs qui s'atténuent si vous vous couchez, si vous vous penchez ou si vous exercez de fortes pressions sur votre abdomen. Prenez Collubrina.
- Vous éprouvez une sensation de lourdeur, de pierre dans l'estomac. Vos douleurs sont localisées dans la zone supérieure droite de votre ventre. Elles augmentent lorsque vous bougez et elles s'atténuent par le repos, par de fortes pressions ou par le froid. Prenez Bryonia.

- Votre abdomen est ballonné et vos douleurs sont pires si vous vous couchez sur le côté. Votre ventre est très sensible au toucher. Votre état s'améliore lorsque vous émettez des gaz. Prenez Raphanus.
- Vous vous plaignez, tellement vos douleurs sont vives. Vous êtes très agité et vous bougez constamment pour calmer vos maux. Une de vos joues est rouge et chaude alors que l'autre est froide et pâle. Prenez Chamomilla.
- Vos douleurs se manifestent comme des crampes violentes et intermittentes. Vous avez des nausées, de l'angoisse et des crampes dans les mollets la nuit. Le fait de boire de l'eau froide ou de vous pencher en avant vous apporte certaines améliorations. Prenez Cuprum metallicum.
- Vous venez de subir une émotion violente ou vous avez pris un coup de froid et vous êtes assailli par des douleurs violentes et aiguës qui apparaissent par crises. Vous obtenez un certain soulagement en vous penchant en avant ou en vous pliant en deux. Prenez Colocynthis.
- Lorsque vous voyagez (en bateau, en avion ou en voiture) vous avez des nausées et des vomissements, vous subissez des crampes avec une sensation de pincement et vous ne supportez pas le mouvement, l'air froid et les secousses. Prenez Cocculus.
- Votre haleine est forte, votre langue est chargée et vos douleurs se localisent dans la zone supérieure droite de votre ventre. Elles viennent par crises et vous empêchent de respirer. Le repos vous soulage, mais vous ne pouvez vous coucher sur le côté droit. Prenez Mercurius solubilis.
- Vos douleurs se situent autour de l'ombilic et vos nausées sont constantes. Vous vomissez des sécrétions blanchâtres et vous ne supportez pas les pressions. Le repos vous apporte un certain soulagement. Prenez Ipeca.
- Vos douleurs sont comme des crampes, vous vomissez et vous avez des sueurs froides. Cela est également suivi de diarrhées nocturnes et vous vous sentez très fatigué. Pour vous soulager, vous recherchez la chaleur ou vous marchez. Prenez Veratrum album.

- Le ventre est tendu et ballonné. Vos douleurs sont vives et vous ne supportez pas le moindre contact ou bruit. Vos diarrhées sont sans douleur, vous avez des sueurs froides suivies d'épuisement total. Prenez China.
- Vos douleurs sont aiguës et violentes et se présentent par crises régulières. Vous subissez des tremblements et des spasmes des muscles et des mains. La chaleur, les massages et le fait de vous pencher vers l'avant vous apportent un certain soulagement. Prenez Magnesia phosphorica.

MES PETITES RECETTES

- Dans nos sociétés riches et modernes, deux causes majeures sont à l'origine de bien des maux de ventre: l'alimentation et les problèmes nerveux.
- Nous mangeons trop et nous mangeons mal. Bien des douleurs disparaîtraient si notre alimentation était plus saine. Il nous faut apprendre à mieux choisir nos aliments et à équilibrer nos repas. Nous absorbons trop de colorants, d'épices et d'additifs de toutes sortes, mais nous manquons de fibres végétales.
- L'autre problème majeur de nos sociétés est le stress. Malheureusement, toutes nos préoccupations et nos angoisses ont des répercussions sur le tube digestif. Là aussi, il faut prendre de bonnes habitudes de vie et recourir à l'exercice physique et à des techniques de relaxation.
- La flore intestinale est à préserver à tout prix car elle est nécessaire pour de nombreuses fonctions. Elle est constamment agressée par la mauvaises qualité de nos aliments, par les produits chimiques et par certains médicaments.
- Les plantes utiles: l'aubier de tilleul, le radis noir, le romarin, la valériane, la réglisse, l'artichaut, la bardane et la fumeterre. N'oubliez pas Chrysantellum americanum de Homéocan et la Tisane Santé de Homéocan.
- Complexes homéopathiques: L49: Collubrina, L96: Basilicum et Carominthe.

LES VERRUES

On retrouve ces lésions de la peau surtout sur les zones de peau découvertes et sur les pieds. Bien que bénignes, il faut les traiter. Ces infections sont dues au papova virus et elles apparaissent quand les défenses immunitaires de l'organisme sont déficientes.

COMMENT VOUS SENTEZ-VOUS?

- Les verrues sont isolées ou regroupées. Leur taille peut varier de 1 mm à 1 cm de diamètre.
- Les verrues plantaires sont les plus douloureuses parce qu'elles se développent en profondeur à cause de la pression exercée par la marche.
- Il existe une autre forme de verrue que l'on retrouve sur la figure, le cou ou au dos de la main, c'est la verrue plane. Elle est à peine saillante et souvent incolore.

CONSEILS

Dans tous les cas de verrues, l'Homéopathie recommande Thuya que l'on prendra pendant plusieurs mois avec l'une des substances qui suivent.

- Pour les verrues plantaires ou de la paume des mains, prenez Antimonium crudum. Ces verrues sont dures et cornées. De plus, les sujets ont la langue très blanche et ont des problèmes de digestion.
- Pour les verrues sous les ongles ou sur le bout du nez, prenez Causticum. Ces verrues semblent déchiquetées ou pédonculées, elles sont saignantes et sensibles lorsqu'on les touche.
- Pour les verrues dures et cornées, de couleur jaune or avec des fissurations douloureuses et parfois saignantes, prenez Nitricum acidum.
- Pour les verrues sur le cuir chevelu, le visage, les paupières, la poitrine et les parties génitales, prenez Natrum sulfuricum.

Ces verrues deviennent très sensibles à l'humidité qui les aggrave.

- Pour les verrues planes situées au dos de la main, prenez Dulcamara. La même substance sera efficace pour des verrues larges, brunes, molles et translucides qui apparaissent souvent sur le dos.

Toutes ces substances doivent être prises en 6K, 5 granules par jour.

CE QU'IL FAUT SAVOIR

- Avant de recourir à l'azote liquide ou à toute autre forme de traitement chirurgical, essayez des traitements plus doux.
- Les femmes enceintes ne doivent pas s'inquiéter si la taille de leurs verrues augmente pendant la grossesse.
- Il faut traiter les verrues surtout si elles se présentent sur des parties du corps qui peuvent vous désavantager et vous traumatiser.
- Attention à la contamination surtout en ce qui concerne les verrues plantaires. Ce n'est pas parce qu'on a été contaminé une fois que l'on est immunisé contre ce virus.
- Ne confondez pas les grains de beauté avec les verrues; et si un grain de beauté devient sensible, s'il grossit ou s'il change de couleur, consultez un médecin.

MES PETITES RECETTES

- Tous les soirs, appliquez sur les verrues Thuya T.M. et Chelidonium T.M.
- Les verrues peuvent être frottées avec de l'oignon ou de l'ail. On peut également appliquer des pommades à base d'aspirine, d'acide nitrique, de thuya, etc.
- Il faut prendre Biomag.
- Complexe homéopathique: L37: Thuya.
- Oligo-éléments: Magnésium Oligocan, Sélénium Oligocan et Soufre Oligocan.

LES VERS INTESTINAUX

Malheureusement, l'Homéopathie ne peut détruire les vers intestinaux, mais elle peut soigner les symptômes qui les accompagnent et empêcher leur retour.

COMMENT VOUS SENTEZ-VOUS?

- Les sujets atteints de vers intestinaux ont des nausées, des vomissements, des diarrhées ou de la constipation. Leur ventre est gonflé et ils ont des démangeaisons au niveau du nez de l'anus ou de la vulve. Ils sont irritables, souffrent d'insomnie et leurs yeux sont cernés. Leur sommeil est agité, ils ont des grincements de dents, de la fièvre et peuvent uriner au lit. Pour confirmer un diagnostic, on procède à l'analyse des selles.

CONSEILS

Dans tous les cas, prenez Silicea 200K. Une dose, 2 jours avant la nouvelle lune. Poursuivez ce traitement pendant 3 mois.

- Prenez Cina 30K, 5 granules 2 fois par jour, lorsqu'il y a démangeaisons sur le bout du nez ou à l'anus. Les enfants atteints deviennent de mauvaise humeur et leurs yeux sont cernés. Ils grincent des dents la nuit, leur sommeil est agité et ils bâillent constamment.
- Prenez Sulfur 30K, 5 granules 2 fois par jour, lorsqu'il y a des démangeaisons anales très fortes au lit. On remarque également ment des démangeaisons et des éruptions sur la peau. Les personnes ayant ces symptômes n'aiment pas l'eau.

CE QU'IL FAUT SAVOIR

- Si l'on est atteint, il faut prendre de bonnes mesures d'hygiène. Il faut bien se laver les mains avant de manger et garder ses ongles bien courts. Il faudra penser à traiter toute la famille ainsi que ses animaux domestiques. Il y a également risque d'anémie si l'infection est chronique.

- Pour les éviter, il faut toujours bien faire cuire les viandes, laver les fruits et les légumes.

MES PETITES RECETTES

- Mangez de l'ail.
- Complexe homéopathique: L55: Cina.

ANNEXES

1. VOUS PRÉPARER AVANT L'ÉTÉ

Tous ne répondent pas forcément de la même manière au soleil et à ses ardeurs: du banal coup de soleil aux cancers cutanés, certaines peaux sont plus vulnérables que d'autres.

La biochimie et la microscopie électronique ont contribué à une meilleure connaissance de la pigmentation de la peau. Ainsi, votre bronzage ou vos coups de soleil dépendent de votre type de peau.

En bref, les personnes qui ont une peau plus claire sont les plus exposées aux menaces de l'astre solaire. Une journée libre, le ciel bleu, des rayons qui font chaud au moral et au corps. Quelques heures plus tard, la peau rosit et se fait cuisante. C'est le coup de soleil: 1er, 2e ou 3e degré.

Le meilleur traitement est bien entendu préventif. Il est à base de pondération: l'exposition doit être d'autant plus progressive que le soleil est éclatant, l'altitude élevée et la réverbération forte. Ces durées peuvent être augmentées si vous utilisez une protection solaire efficace. Choisissez plutôt des crèmes et des huiles protectrices qui contiennent des filtres solaires contre les UVB et certains UVA.

Bronzez tranquille! Prenez Omegaline Solaire et appliquez de l'Huile de Millepertuis composée d'un filtre protecteur à base de millepertuis protège efficacement la peau, tout en accélérant et en intensifiant le bronzage. Conservez votre bronzage et évitez l'assèchement de la peau avec l'Huile de Bellis.

Mais le soleil peut jouer d'autres tours à certains d'entre vous. Au soir de vos premiers bains de soleil de l'année, vous vous grattez atrocement. S'agit-il d'une allergie? Sachez que certains médicaments sont photosensibilisants, c'est-à-dire qu'ils sont susceptibles de déclencher chez vous des phénomènes allergiques. Renseignez-vous auprès de votre pharmacien.

Et pour bronzer toute l'année, c'est Biosun, à base de phytocarotène de mer. Ce produit enrichit la peau et renforcit l'organisme.

2. SOMMES-NOUS TOUS CARENCÉS EN FER?

«Le fer est un métal précieux pour la vie: au coeur des globules rouges, c'est lui qui fixe l'oxygène des poumons et le distribue à travers tout le corps.»

Le fer est un élément vital.

On estime que seulement 10 pour cent du fer ingéré est fixé par l'organisme. Hélas, l'alimentation ne peut compenser à elle seule une carence en fer. Céréales, grains oléagineux, légumes et viandes, telles sont les sources de fer dans notre alimentation, mais en quantité modérée.

Cette carence en fer ne doit pas dégénérer en anémie. Une lassitude progressive accompagnant un affaiblissement physique et intellectuel, ou la pâleur de la peau et des muqueuses devraient vous inciter à consulter votre médecin.

Ce sont les résultats des analyses de sang qui préciseront le diagnostic et la thérapeutique:

- Si anémie hypochrome: prenez le Tonique végétal, 1 cuillère à soupe 2 fois par jour, avant ou après les repas; ajoutez Tamaris gaelica 1D, 50 gouttes au coucher.
- Si anémie pernicieuse: prenez la Levure au pollen de Homéocan, 2 comprimés matin et soir en mangeant.
- Si anémie cérébrale (simple fatigue, surmenage cérébral): prenez L29, et pensez à Maxiforce en ampoules.

Le fer aide aussi au métabolisme des vitamines du groupe B. On recommande toutefois que le fer, en comprimés organiques ou non, soit prescrit par votre médecin.

3. LE MAGNÉSIUM: S'AGIT-IL D'UNE MODE?

Les publicités et les articles sur le magnésium ont fleuri au cours des dernières années. D'où le recours à l'auto-prescription. S'agit-il seulement d'une mode? Absolument pas!

Les carences en magnésium sont la conséquence directe de nos mauvaises habitudes alimentaires.

Le magnésium joue un rôle essentiel sur le fonctionnement du système nerveux et des muscles. Une telle carence a donc de multiples conséquences.

La spasmophilie, cette maladie de plus en plus fréquente, se caractérise principalement par une hyper-irritabilité neuro-musculaire, des vertiges et des fourmillements au niveau des extrémités. La carence en magnésium est aussi à l'origine de beaucoup d'autres troubles: crampes musculaires à répétition, irritabilité, coups de pompe, insomnie... Il semblerait aussi, d'après de récents travaux, que les carences en magnésium augmentent le risque de maladies cardio-vasculaires, première cause de mortalité chez nous.

Le magnésium peut aussi vous aider à mieux vivre votre régime amaigrissant, et ceci, de deux façons. Premièrement, le magnésium contenu dans Biomag peut vous aider à lutter contre certains troubles du transit intestinal provoqués par un régime pauvre en fibres. Deuxièmement, la nécessité de vous priver, lors d'un régime amaigrissant, de certains aliments riches en magnésium et en calories (chocolats, fruits secs) peut se traduire par l'apparition de tendances insomniaques, de signes d'énervement, d'instabilité, voire de fatigue.

Biomag de Homéocan est donc un moyen de mieux vivre votre régime. Ne tombez surtout pas dans la facilité. Bougez! C'est dans la vie quotidienne que nous devons trouver les occasions de bouger davantage. Optez plus souvent pour la marche au lieu de prendre la voiture. Laissez tomber l'ascenseur au profit des escaliers et essayez de ne pas rester assis toute la journée.

Ajoutez à cela 15 minutes d'exercices quotidiennement et trois heures par semaine d'un sport de votre choix.

Parallèlement, il est absolument nécessaire de rééquilibrer votre alimentation.

4. LES OLIGO-ÉLÉMENTS ET L'ALIMENTATION CUTANÉE

Qu'est-ce qui fait la différence entre une peau tonique, ferme, lisse et une peau déshydratée, fatiguée, sans chaleur? L'âge? Il n'explique pas tout. Mieux vaut s'orienter du côté des substances auxquelles la recherche médicale attribue un certain pouvoir, voire un pouvoir certain: les oligo-éléments, chefs d'orchestre de la vie cellulaire.

Qui sont-ils? Que font-ils? Pourquoi en sommes-nous privés à des degrés divers? Quelles sont les conséquences de cette carence? On peut désormais apporter les éléments de réponse.

Cuivre, manganèse, magnésium, zinc, silice. Ces substances, en quantité infinitésimale, assurent un bon équilibre et une bonne défense cutanée en orchestrant la vie des cellules.

«La beauté, c'est avant tout la jeunesse du visage.» On peut absorber des aliments qui contiennent des oligo-éléments, mais on peut aussi en utiliser par voie externe. La Crème Polyvalente Lehning a été spécialement étudiée pour fournir quotidiennement à la peau sa ration d'oligo-éléments. Voilà une crème complète de soins actifs à utiliser jour et nuit. Ces composantes nobles régénèrent les cellules épidermiques et accélèrent leur renouvellement. D'une part, elles comblent les carences, provoquant ainsi une meilleure alimentation des cellules; d'autre part, elles combattent le relâchement et le dessèchement de la peau, rafraîchissant ainsi le teint et conservant à la peau son aspect souple et lisse.

L'épiderme est alors assaini et protégé.

BIBLIOGRAPHIE

BINET, Dr, Homéopathie pratique, Éditions Dangle.

HAHNEMANN, L'Organon.

NOWAK, Dr Jean-Paul et TAN HON J., Dr Nguyen, Homéopratique, Éditions Octale, 1988.